肺部疾病的现代检验诊断与临床

何浩明 等编著

U0242459

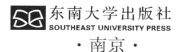
东南大学出版社
SOUTHEAST UNIVERSITY PRESS
·南京·

图书在版编目(CIP)数据

肺部疾病的现代检验诊断与临床 / 何浩明等编著.
南京：东南大学出版社，2020.6
　ISBN　978-7-5641-8932-7

　Ⅰ.①肺…　Ⅱ.①何…　Ⅲ.①肺疾病-诊疗　Ⅳ.
①R563

中国版本图书馆 CIP 数据核字(2020)第 095937 号

肺部疾病的现代检验诊断与临床
Feibu Jibing De Xiandai Jianyan Zhenduan Yu Linchuang

编　　著	何浩明等
出版发行	东南大学出版社
出 版 人	江建中
社　　址	南京市四牌楼 2 号
邮　　编	210096

经　　销	全国各地新华书店
印　　刷	江苏省地质测绘院
开　　本	880 mm×1230 mm　1/32
印　　张	5
字　　数	123 千字
版　　次	2020 年 6 月第 1 版
印　　次	2020 年 6 月第 1 次印刷
书　　号	ISBN　978-7-5641-8932-7
定　　价	21.00 元

（本社图书若有印装质量问题，请直接与营销部联系。电话：025-83791830）

肺部疾病的现代检验诊断与临床

总　主　编：何浩明

主　　　编：陈韫炜　杨海燕　吉　艳　张艳艳

副　主　编：（排名不分先后）

丁荣梅　孙　炜　薛宏峰　邰文静

吕晶晶　王统伍　刘忠伦

作者单位：

何浩明（江苏省连云港市第一人民医院）

陈韫炜（江苏省常州市中医院）

杨海燕（江苏省连云港市第一人民医院）

吉　艳（江苏省连云港市第一人民医院）

张艳艳（江苏省连云港市第一人民医院）

丁荣梅（江苏省连云港市第一人民医院）

孙　炜（江苏省连云港市第一人民医院）

薛宏峰（江苏省常州市中医院）

邰文静（江苏省常州市金坛区人民医院）

吕晶晶（江苏省连云港市市立东方医院）

王统伍（江苏省连云港市第一人民医院）

刘忠伦（江苏省连云港市第一人民医院）

前　言

　　肺部疾病为临床上常见病、多发病。虽然肺部疾病有相关的临床体征,但往往需要依赖实验室的相关检查来进一步明确诊断。近十年来,随着我国医学科学领域的飞速发展,特别是实验室的新设备、新技术和分子生物学的飞速发展,肺部疾病的发病机制得到了充分的阐明。面对检验技术的新进展,普通的临床医师往往对一些疑难肺部疾病的诊断感到困难,期望有一本可帮助提高肺部疾病的诊断能力的参考书。为此笔者参考了大量的国内外文献,撰写了这本《肺部疾病的现代检验诊断与临床》,供广大医务工作者在诊治工作中参考。

　　本书第一章介绍肺的结构与功能;第二章介绍呼吸系统的正常结构与功能;第三章介绍肺部疾病常见的临床症状;第四章介绍肺部疾病的相关检查;第五章介绍免疫学测定技术的新进展;第六章介绍肺部疾病的一般检验项目及临床意义;第七章介绍肺部疾病的特种检验项目及意义;第八章介绍肺部疾病的检验诊断与临床。由于本书主要供临床医师使用,故对检验项目只介绍方法及正常值和临床意义,而不阐述详细的操作方法。本书内容力求反映最新的科学发展,以备临床医师进一步开展工作所需。

一般而言,肺部疾病的教科书系统性及理论性较强,对肺科的诊治医师来说无疑是必要的,但如能将基础知识和临床实践应用加以联系,融会贯通,既有理论指导,又有临床实践应用,这对于解决临床上的疑难杂症,更是一个十分有益的尝试。

当前,肺部疾病的检验项目日新月异,在本书与读者见面时,仍会有很多的新内容未能及时添入,只能留待再版时修订了,望广大读者谅解。

本书适用于高等医学院校医疗系、检验系和广大基层医务工作者阅读。由于编著者水平有限,加上时间紧、任务重,书中难免有疏漏不当之处,望广大读者批评指正。本书在编写过程中参考了大量的国内外文献,在此向有关作者表示真挚的谢意和崇高的敬意,同时本书还得到了东南大学出版社的大力支持,在此一并致谢!

编著者

2019 年 6 月

目录 CONTENTS

第一章　肺的结构与功能

第一节　肺的概念

　　肺是呼吸系统中最重要的器官,位于胸腔内,位于膈肌上方,纵隔的两侧。肺的表面覆盖脏胸膜,通过胸膜可见许多呈多角形的小区,称肺小叶。如感染肺小叶,称为小叶性肺炎。生活状态下的肺呈浅红色,质地软,呈海绵状,富有弹性。成人的肺质量约等于本人身体总质量的 1/50,男性平均为 1 000～1 300 g,女性平均为 800～1 000 g。健康成年男性左右两肺的肺总量约为 5 000～6 500 mL,女性小于男性。

第二节　肺的形态

　　两肺外形不同,右肺宽而短,左肺狭而长,包括一尖、二底、三面、三缘。肺尖,即肺的上端,钝圆,经胸廓上口突入颈根部,在锁骨中内 1/3 交界处向上伸到锁骨上方达 2.5 cm。肺底,即肺的下面,因受膈肌压迫,肺底呈半月形凹陷。肋面,即肺的外侧面,与胸廓的侧壁和前、后壁相邻。纵隔面,即内侧面,与纵隔相邻,其中央为椭圆形凹陷,称肺门,或第一肺门。肺门为支气管、血管、神经和淋巴管等出入的门户,它们被结缔组织包裹,称肺根。两肺根内血管的结构排列自前向后依次为:上肺静脉、肺动脉、主支气管。两肺根的结构自上而下排列不同,左肺根的结构自上而下为肺动脉、左主支气管、下肺静脉,右肺根的结构自上而下为上叶支气管、肺动脉、肺静脉。膈面,即肺底,与膈肌相邻。前缘为肋面与纵隔面在前方的移行处,较锐利,左肺前缘下部有心切迹,切迹下方有一突起,称左肺小舌。后缘即肋面与纵隔面在后方的移行处,位于脊柱两侧的肺沟内。下缘为膈面、肋面与纵隔面的移行处,其位置随呼吸运动变化而显著变化。

肺借叶间裂分叶,左肺的叶间裂为斜裂,由肺门的后上斜向前下,将左肺分为上、下两叶;右肺的叶间裂包括斜裂和水平裂,将右肺分为上、中、下三叶。肺的表面有被相邻器官压迫形成的压迹或沟,如两肺门前下方均有心压迹、右肺门后方有食管压迹、上方有奇静脉沟、左肺门后方有胸主动脉、上方邻主动脉弓。

(何浩明　刘忠伦)

第三节　肺的功能

一、肺血容量与分布

成人的肺血容量约为体循环血量的 10%,在静态下,毛细血管含血 60~100 mL,在运动时可增加至 150~250 mL。肺血液量与分布受重力、胸内压与肺容积等因素影响。在立位时,由于重力关系,肺尖部和肺底部血流量不同,分别为 0.6 L/min 和 3.4 L/min,相差近 5 倍。在平卧位,这种差异不复存在。运动时,无论上肺部或下肺部,血流量均增大,局部差异减少。胸内压和肺容积的改变,亦可影响肺血流量。在吸气时,由于胸内负压增大,较大的肺动脉和肺静脉扩张,而在呼气时,胸内负压减少,两者均缩小。毛细血管与肺泡组织密切接触,在吸气时,肺泡增大,毛细血管受到压缩,致血管内阻力增大,血流减少。但由于同时发生的较大动脉在吸气时的扩张和肺泡表面张力的限制作用,在一定程度上,毛细血管血流受限较小。

二、双重血源

肺具有支气管循环和肺循环双重血源,支气管功能来源于肋间动脉、锁骨下动脉或乳腺内动脉,分布于终末细支气管以上各级支气管、淋巴组织和脏层胸膜,在终末细支气管末端,分出

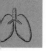

毛细血管网,与位于呼吸性细支气管周围的、由肺动脉灌注的肺泡毛细血管相结合。支气管静脉血返心途径有:① 支气管静脉、奇静脉、半奇静脉或肋间静脉,最后流回到达右房。② 支气管-肺静脉,通过肺静脉流回到达左房。支气管动脉血量,虽仅为心搏出量的 $1\%\sim2\%$,但双重血源却具有重要的生理意义,两者可以相互调节、相互补充。肺动脉栓塞,有时不一定继发肺梗塞,这与支气管动脉代偿有关。继发肺脏移植手术后,支气管树可以由肺动脉循环血保持完整,在支气管扩张、肺癌等病理状态下,支气管动脉的数目可以增加,其管径亦可增大。

三、气体交换

肺血液循环,在结构上保证了非常有效的气体交换的进行。在终末呼吸单位,亿万毛细血管紧密地分布在肺泡周围,为了满足充分氧化的生理需要,静脉血流经仅容一个红细胞通过的纤细的毛细血管,扩散到面积达 70 m^2 的广阔区域内,在流经时间 0.75 s 的时间里,气体交换在短短 0.3 s 内即可达到平衡。

四、低压、低阻

在平衡呼吸时,肺动脉压约为 $3.07/1.07 \text{ kPa}(23/8 \text{ mmHg})$,平均压为 $1.87 \text{ kPa}(14 \text{ mmHg})$,为体循环压力的 $1/5$。在运动过程中,由于肺血管阻力低、扩张能力强,即使在心排血量急剧增加的情况下,肺动脉压力一般也不会明显增高。肺动脉阻力远较大循环阻力低,前者为 $0.13 \text{ kPa}/(L \cdot m)[0.9 \text{ mmHg}/(L \cdot m)]$,后者为 $1.7 \text{ kPa}/(L \cdot m)[13.2 \text{ mmHg}/(L \cdot m)]$,从毛细血管末

端到左房的压力下降的梯度仅为 0.13 kPa(1 mmHg)。

五、肺呼吸功能

肺循环的主要功能除输送完全气体交换外，还具有以下功能：

1. 滤过功能

肺毛细血管可以滤过浮悬在返心静脉血内的癌细胞或其他微粒，而使脑、肾等重要脏器免受伤害。肺脏尚可滞留血中白细胞，有时可以滤过细菌，例如结核杆菌。

2. 代谢功能

肺脏可以合成、储存、释放、激活多种具有生物活性的化学物质，这些物质大部分在肺血管内皮内或在肺血管内皮上进行。胺类、肽类、前列腺素类、血管紧张素转换酶等是其中较为重要的活性物质。

3. 贮血功能

通过肺内毛细血管的扩张，在肺内血量增加、血压增高的过程中肺血管阻力不增高，或增高甚微。这种情况可见于激烈运动时或由立位换为平卧时，血液从肢体灌流入肺。因此，除脾脏外，肺脏具有贮血功能。

（孙 炜 刘忠伦）

第二章 呼吸系统的正常结构与功能

人类生存需要氧,但人体内不能储存氧,因此,由外界持续供氧是人类赖以生存的手段,肺脏具有多种功能,其中呼吸功能最为重要。本章结合呼吸功能简要地介绍呼吸系统的正常结构。

第一节 气管、支气管树

一、分支

气管、支气管以"一分为二"的方式等分或不等分地逐级分支,根据肺段的位置、大小与开关,少则 10 级,多至 23 级。多级分支是保证吸入气体可以均匀地分布到几亿个肺泡中去的最为有效的方法。

二、气道直径与横断面积

从气管到细支气管,管道直径逐渐减小,分支数量逐级增多,其相应的横断面积则逐级增大,气管的直径约为 25 mm,其横断面积仅为 5 cm^2,终末细支气管单个直径为 0.65 mm,但其分支数目多至 65 000,其横断面的总面积大到 116 cm^2,为支气管横断面积的 20 倍。

气管、支气管在逐级分支的过程中,直径与横断面积的改变有一定的生理意义。

1. 气流速度

吸入气体,从面积仅为 5 cm^2 的气管,扩散到 80 cm^2 的广阔区域中去,其气流速度在运行过程中逐级减慢。由于惯性作用,混于吸入气体中的一些微粒或其他有害物质可撞击沉积在气道的黏膜上,而不至于窜入肺的深部。在气流速度减慢后,又可由于重力作用,使吸入气体中的微小颗粒降落沉积在气道的黏膜上,同时,在气流速度减慢的作用下,气体分布在广阔的肺泡内,可以达到基本均匀。

2. 气流阻力

在吸气过程中,吸入气体从中央区域流向周缘,由于气道的横断面积进行性增大,气流阻力必将进行性减少。小气道的气流阻力仅占气道总阻力的 20%。

3. 中心气道、大气道与小气道

根据所在部位,气管可以分为胸外部分与胸内部分,总支气管又可分为肺外部分与肺内部分。气管的胸内部分与肺外部

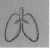

分,称为中心气道。中心气道受胸内压影响,但由于组织硬韧与软骨环的支撑作用,中心管的管径在正常情况下并不因呼吸而有明显改变。在气道组织硬韧性降低或软骨软化的情况下,中心气道的膜性部分在用力呼气或剧烈咳嗽时,由于胸内压力增加,可以凹向腔内而引起管腔狭窄,在临床表现上,易与慢性支气管炎混淆。

肺内支气管,在吸气状态下,内径大于 2 mm 者概称大气道,包括叶、段支气管;内径小于 2 mm 者称小气道。小气道具有下列解剖特点:① 管腔纤细。在吸气状态下,内径小于 2 mm,不断分支,管腔进一步缩小。至终末细支气管,内径仅为 0.65 mm,在病理状态下,黏膜充血、水肿或黏液潴留,易致管腔狭窄或阻塞。② 管壁菲薄。小气道黏膜与管壁厚度随气道内径缩小而进一步变薄,在炎症时,病变易波及气道全层。③ 软骨缺如。管腔对抗外力作用降低,在外力压迫或牵拉下,易致扭曲或陷闭。④ 纤毛减少。排除微粒、黏液或微生物的能力降低,局部防御功能减弱,易致感染或黏液潴留。⑤ Clara 细胞增多。Clara 细胞可以分泌稀薄液体,湿润小气道,在慢性炎症时,可以发生杯状化生,增加黏液分泌与黏稠度。⑥ 总的横断面积大。由于气流速度减慢,吸入的有害烟尘易于沉降、淤积。⑦ 气道阻力小,仅为气道总阻力的 20%。

(陈韬炜　何浩明)

第二节　纤毛黏液系统

气道全程,从气道到呼吸性支气管,均被覆上皮细胞。在大气道,上皮细胞为假复层纤毛柱状上皮,黏膜厚度随气道内径的减少而逐渐变薄;在终末细支气管,上皮细胞仅为单层纤毛上皮,柱状细胞逐渐移行为立方形上皮细胞,呼吸性细支气管为立方形,纤毛明显减少。

一、气道上皮各型细胞

1. 纤毛柱状上皮细胞

该细胞为主要的黏膜上皮细胞,遍布于气道、支气管、终末细胞支气管,并伸展到呼吸性细支气管,形状呈粒状。纤毛以每分钟 1 000～1 500 次的摆动速度不断地向前摆动与向后弹回,将漂浮其上的黏液与附着其中的微粒向声门方向推进。

2. 杯状细胞

该细胞散在于纤毛柱状上皮细胞之间,大约每 5 个纤毛柱状上皮细胞有 1 个杯状细胞。在终末细支气管,杯状细胞显著减少,大约数百个纤毛上皮细胞才有一个杯状细胞。杯状细胞为高柱状细胞,基底狭而顶端宽,形似"高脚酒杯",故名杯状细胞,其细胞浆内有很多黏液颗粒。在长期炎症的刺激下,在终末细支气管内也可见到较正常情况下多的杯状细胞。杯状细胞的

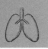

分泌功能与黏液腺不同,不需要通过迷走神经,可以在直接刺激的作用下增加黏液分泌。

3. 基底细胞

该细胞较多见于气管、大支气管,也可见于细支气管,细胞呈卵形,蹲伏在基底膜上,散在分布,呈单行排列,基底细胞可以通过细胞分裂,置换补充纤毛上皮细胞或杯状细胞。在纤毛柱状上皮或杯状细胞脱落后,基底细胞可以分裂为一个基底细胞和一个表面细胞,后者再分裂为纤毛柱状上皮细胞或杯状细胞。

4. 神经上皮小体

该细胞由一组 5～10 个含有 5-羟色胺并具有嗜银性质的细胞团所构成,从气管到肺泡均有神经上皮小体存在。该小体为一种有内分泌功能的肺内感受器,具有化学、伸张、气压和触觉感受器的作用,在低氧时,可以分泌介质,促使肺血管收缩,同时调节气道黏液的分泌、平滑肌张力与气道内气流,有传入与传出神经纤维,受中枢神经调节。

5. Clara 细胞

该细胞又称"无纤毛细胞支气管分泌细胞",呈椭圆形,外形丰满,凸向管腔,在终末细支气管与呼吸性细支气管纤毛柱状上皮细胞与杯状细胞数目锐减,而 Clara 细胞增多。Clara 细胞可能具有分泌功能,在细支气管内分泌一层稀薄液体,也可能产生表面活性物质。在慢性炎症,Clara 细胞可以发生杯状化生。

上述几种气道黏膜上的细胞中,纤毛柱状上皮细胞与杯状细胞在功能上最重要,在数量上也较为多见。上皮细胞在衰老、突变或损伤后,修复过程需经过 2～3 日。纤毛的再生是否由新

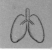

的纤毛柱状上皮细胞替换，还是可以在原来细胞上进行，尚不清楚。纤毛上皮可以在一定条件下转化为黏液细胞，反之，黏液细胞也可转化为纤毛细胞。

二、黏液分泌与黏液层

在黏膜表面有一薄层黏液。这些黏液主要来自黏液腺与杯状细胞，在终末细支气管，Clara细胞提供较为稀薄的分泌液，黏液腺位于黏膜下层，由纤毛导管、腺合导管与分泌小管组成。黏液腺的开口由纤毛上皮被覆，故称纤毛导管。分泌小管具有控制黏液分泌与调节黏液中水分和离子浓度的功能。在分泌小管中有黏液细胞与浆液细胞。支气管管腔内为两者的混合物。据推测浆液性分泌物具有酶性，可以改变黏液分泌物的物理性质。黏液腺较多见于中等支气管，位于小支气管者较少。在细支气管，无黏液腺存在，杯状细胞远较黏液腺为少。

三、病理因素对纤毛与黏液的影响

正常的纤毛活动与黏液运行常常受到多种因素的干扰与破坏。寒冷、干燥、吸烟、大气污染、高浓度氧气或缺氧，吗啡或可待因等镇咳药，局部使用或口服阿托品，局部或全身麻醉、气管内插管或切开等，均可抑制纤毛活动或黏液运行，削弱局部的防御功能，呼吸道感染特别是病毒感染，对纤毛与黏液的正常生理活动也极为有害。

（王统伍　孙　炜）

第三节　肺叶与肺段

　　肺分左右两部分：右肺和左肺。右肺分三叶，即上、中、下叶；左肺分两叶，即上、下叶。各叶由叶间裂分隔，斜裂起始于第五肋的椎端或第五肋间水平，左侧斜裂最高点略低于右侧。斜裂向下向前斜行，抵达前膈角之后数厘米处。斜裂的后方即为下叶。横裂，又称水平裂，起始于肺门中点，横过全左肺，达侧胸壁，在侧位，抵达斜裂的中间部位，向前并稍向下横行，直达前胸壁内缘，在斜裂前方，将上、中叶分开。肺叶可以发生变异，其中最主要的是副叶形成。位于叶内侧的下副叶较多见，其叶间裂自膈的内侧开始，向上向内斜行达肺门，其发生率可达 10%。另一副叶为前叶，由于奇静脉位置异常，在奇静脉周围的胸膜反折，形成一倒置逗点状弧形叶间型，自上纵隔向外、上斜行达肺尖，在右上叶内侧形成奇叶，其发生率约为 0.5%。在左侧与奇叶相当的位置，偶见右侧奇叶。另外，左侧舌叶有时完全成为单独的一叶，两侧下叶背段也可成为单独的叶。因此，右侧的肺叶最多可达六叶，左侧可达五叶。在下胸部距胸壁外缘 1～2 cm处，可见到垂直裂，自水平裂附近开始，向膈的方向行走，是由斜裂的前外侧部分旋转或移位所致。

（陈韫炜　刘忠伦）

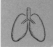

第四节　终末呼吸单位

终末呼吸单位，又称腺泡，是指终末细支气管及其所属单位，包括呼吸细支气管、肺泡小管、肺泡前房、肺泡囊和肺泡。

1. 终末呼吸单位为终末细支气管以下的单位。每一终末呼吸单位包括两根呼吸性细支气管，每根再分级三次，最后形成肺泡管、肺泡囊和肺泡。终末呼吸单位是进行气体交换的唯一场所。

相邻肺泡间的结构为肺泡隔，肺泡壁很薄。每肺泡有1～2个肺泡孔与相邻肺泡相沟通。此外，远端细支气管与邻近肺泡之间尚有由上皮细胞覆盖的小交通道，起到侧支通气的作用。故无论是自然平静呼吸还是用力过度充气，或是正压通气，肺泡之间的压力都很容易达到平衡，不容易发生肺泡破裂。

2. Ⅰ型肺泡上皮细胞，占上皮细胞总数的25.3%，但它覆盖了肺泡97%的表面积，Ⅰ型肺泡上皮细胞为扁平型，胞浆薄而宽，成为血气屏障的主要成分。Ⅰ型肺泡上皮间的连接为绝对不可渗型，既限制肺泡间质中的液体和蛋白样物质渗入肺泡腔，同时也防止肺泡腔内的流体和其他物质进入间质内。Ⅰ型肺泡上皮在致病因素作用下，容易损伤脱落。Ⅰ型细胞分化程度高，无增殖能力，受损后主要由Ⅱ型肺泡上皮细胞增殖、分化形成Ⅰ型上皮细胞修复。

3. Ⅱ型肺泡上皮细胞，又称分泌细胞。胞体较小，呈立方

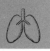

形,散布于Ⅰ型肺泡上皮细胞之间,突向肺泡腔,核圆形,位于细胞中央,胞质着色浅,常有空泡。电镜下观察,可见游离面有较短的微绒毛,尤以细胞周边部为多,胞质中富含线粒体、粗面内质网、游离核蛋白体,高尔基复合体较发达,核上区的胞质中还可见嗜锇板层小体和多泡体。嗜锇板层小体内含以磷脂酰胆碱为主要成分的表面活性物质。Ⅱ型肺泡上皮细胞合成、分泌表面活性物质的过程为:首先在粗面内质网上合成蛋白质前体,然后在高尔基复合体中糖基化成为糖蛋白,再经多泡体,最终在板层小体内与脂质结合成表面活性物质。板层小体在微丝的作用下渐渐移近游离面,其界膜逐渐与细胞膜合并。表面活性物质以胞吐的方式出胞,在Ⅰ型肺泡上皮表面形成一层薄膜。表面活性物质可降低肺泡的表面张力,防止肺泡萎陷,稳定肺泡直径。

4. 肺泡隔与气-血屏障。相邻肺泡间的结构称为肺泡隔,由密集的毛细血管网和薄层结缔组织构成。毛细血管为连续型,内皮甚薄,厚度仅为 $0.1 \sim 0.2~\mu m$,相邻内皮细胞间为紧密连接,内皮下基膜完整。由于毛细血管紧贴肺泡上皮致使内皮的基膜多与肺泡上皮的基膜融合,形成厚约 $0.1 \sim 0.2~\mu m$ 的一层。少数部位两层基膜间尚夹有少量结缔组织。肺泡腔与毛细血管腔之间的结构,是气体交换必经的结构,组织学上称为气-血屏障,厚度约为 $1.3 \sim 0.5~\mu m$。肺泡腔毛细血管网间的结缔组织称为肺的基质,含有胶原纤维网状纤维、弹性纤维。这些纤维常呈网络状或薄板状排列,作为肺泡和毛细血管的支架。老年人因弹性纤维退化,肺泡回缩能力减弱,易发生肺气肿,表

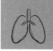

现为残气量和肺总量增加。结缔组织中还含有成纤维细胞、巨噬细胞、肥大细胞和浆细胞等。

　　肺组织(包括肺泡及其间质)的病变一般导致肺容量的减少、限制性通气功能障碍,以及换气功能减退和低氧血症。但肺弹性功能的减退也可导致肺容量的增加和阻塞性通气功能障碍,如 α 抗胰蛋白酶缺乏所致肺气肿。

(张艳艳　丁荣梅)

第五节　肺的血液循环

　　肺循环位于左右心室之间,其主要功能是在低压下将血液从右心室运输到肺微血管进行气体交换。肺循环独特的结构非常适合于完成这一生理功能。肺的微循环提供了约 $50\sim70$ m^2 的巨大气体交换面积,微血管及肺泡壁的气体扩散厚度仅为周围组织气血扩散距离的 $1/10$。肺微循环除了气体交换功能外,还具有平衡肺血管内外液体的作用,这一作用在肺水肿及炎症渗出等病理生理过程中具有重要意义。肺血管内皮细胞还有重要的代谢功能。

一、肺的血管系统

　　肺有两套供血系统,一套为体循环中的支气管循环,包括支气管动脉、毛细血管和静脉,是肺、气道和胸膜等的营养血管;另

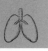

一套为肺循环,由肺动脉及其分支、毛细血管和肺静脉组成肺循环,接受全身各器官的静脉回心血,并在肺内进行气体交换。

(一)肺循环

肺循环主要由肺动脉、肺静脉以及连接两者的肺毛细血管组成。肺微血管系统参与肺的气体交换。肺微循环是指部分肌性肺动脉远端收缩力不太强的微血管。从总体上看,这部分血管总的横截面显著增大,相应的血流速度明显缓慢。肺微血管系统的毛细血管通常分为三型:肺泡毛细血管、肺泡交界毛细血管和肺泡外毛细血管。肺泡毛细血管存在于相邻肺泡壁间并填满肺泡间隔,这部分血管易受肺泡内压力变化的影响,当肺泡内压力升高超过胸腔内压时,血管受压,血流减少;反之,血管扩张,血流量增加。同时这部分血管也受到肺泡表面张力的影响,因此,肺泡毛细血管的血流状态取决于肺容量血管压力和肺泡表面张力的变化。肺泡交界毛细血管位于三个肺泡的交界处,这部分血管行走于上皮皱襞中,位于肺泡表面活性物质薄膜转曲处的正下方,这样,肺泡交界毛细血管处于平滑弯曲组织面包绕的空间中,避免了受肺泡压力变化的影响,但这部分血管的数量有限,作用也有限。肺泡外毛细血管为包绕于结缔组织鞘中的小血管,不受肺泡内压力变化的影响,但受肺间质压力的影响。因此,肺吸气时肺泡毛细血管关闭而肺泡外毛细血管开放,肺泡交界毛细血管无明显变化,肺泡毛细血管血流受阻时,血流仍可通过肺泡交界毛细血管和肺泡外毛细血管通道继续从动脉端流向静脉端。肺泡内外血管在呼吸过程中的不同状态说明肺血管容量和阻力的肺容量依赖性变化。

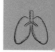

肺泡毛细血管迂回行进于肺泡隔的间质腔中。毛细血管内皮主要由胞浆延展的单层内皮细胞组成，这层内皮细胞连续排列形成管壁极薄的血管，血管内皮细胞和紧邻的肺泡上皮细胞均固定于相隔的基底膜上。毛细血管周边约一半的内皮细胞基底膜与肺泡上皮细胞基底膜相融，形成所谓肺泡毛细血管隔的薄部，薄部为气体交换提供了最大的表面积和极短的扩散距离。毛细血管周边的另一半两层基底膜相互分开形成所谓的厚部，厚部是肺液体和溶质跨毛细血管转运的主要部位。厚部由各种胶原纤维、弹性蛋白和蛋白聚糖等组成。

（二）支气管血管系统

支气管动脉是肺，特别是肺动脉、气道、胸膜的营养血管，支气管动脉一般起源于主动脉弓远端和胸主动脉腹侧，但其起源部位和数量变异较大。支气管动脉从肺门附近进入肺，通常行走于支气管血管鞘内，支气管动脉的管径明显小于伴行的支气管或肺动脉，炎症病变时可明显扩张。营养气道的支气管血管，其毛细血管丛分布于大小气道壁内，主要功能是向支气管至呼吸性细支气管段的气道供血，而呼吸性细支气管以下部位的血供由肺循环完成，支气管静脉和小静脉分布于支气管黏膜固有层和外膜中。支气管静脉与肺静脉之间存在大量的吻合支，在终末细支气管段，支气管小动脉与呼吸性细支气管和肺泡导管处的肺泡毛细血管丛广泛吻合。支气管小静脉大部分在肺门附近汇合成支气管静脉，并最终通过奇静脉、半奇静脉或左无名静脉回流入右心房。支气管循环在正常情况下的血流量仅占心排出量的 1%～2%。

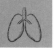

二、肺循环的压力

（一）正常肺循环内压力

各部位压力皆非常低,任何两点之间的压力差也非常小,动脉主干的平均压力为 15 mmHg,收缩压和舒张压分别约为 25 mmHg 和 8 mmHg,主动脉中的平均压为 100 mmHg,高出肺动脉压 5~6 倍。左右心房的压力较为接近,分别为 5 mmHg 和 2 mmHg,因此肺循环和体循环的压差分别约为 10 mmHg 和 98 mmHg,两者相差近 9 倍。肺动脉及其分支的管壁菲薄,平滑肌细胞含量较少,这是维持其低压状态的结构基础;相反,体循环的动脉通常管壁较厚,平滑肌细胞丰富,特别在小动脉壁中这一结构特点尤其明显。这种结构的差异反映了两种循环系统不同的功能。体循环调节全身各部位的血供,包括离心脏平面较高的部位(如头部和高举的上臂);而肺循环需要持续接受全部的心排出量。由于肺循环很少涉及将血液从一个区域转送到另一区域,故其压力低至维持肺顶部的血供即可。肺循环的这种低压力减轻了右心做功,使其在很小的做功条件下能有效地维持肺进行气体交换。

肺循环中的压力分布比体循环均匀得多,最大的压差位于毛细血管上游。肺毛细血管位于小动脉和静脉之间,由于毛细血管静水压是液体渗入肺间质和肺泡的主要压力,故在临床上测定这压力将有助于判断肺水肿的性质和部位。在一定的动脉至静脉管道间,毛细血管压力取决于血流沿着该管道的纵向阻力分布。

（二）肺血管外周压力

在讨论肺血管外周压力时必须区分肺泡和肺泡外血管。肺泡血管的口径由肺泡内压和毛细血管内压的相互作用决定。正常情况下，肺泡毛细血管被气体所包围，因此受肺泡上皮细胞和间质的支撑力极小，其结果是肺泡血管的凹陷或扩张取决于血管内和肺泡内的压力差（跨壁压），当肺泡内压上升超过毛细血管内压力时，血管凹陷。相比而言，肺动脉、肺静脉等大血管和肺泡外血管外周的压力实际小于肺泡毛细血管外周压力。当肺吸气扩张时，这些大血管受到肺实质弹性张力的作用而被扩张，其结果是血管外周实际压力降低，其降低的程度与肺泡内压的变化量成正比。

因此，体循环的压力只需参考周围环境压力大气压即可，如血压 100 mmHg 是指体循环的压力高出大气压 100 mmHg；而描述肺循环的压力时则复杂得多，因为肺循环周围无确定的压力随呼吸周期而改变，且不同部位的压力也不相同（肺泡毛细血管和肺泡外毛细血管及大血管受呼吸的影响不同），因此描述肺循环的压力必须涉及循环内压力、外周压力和跨壁压。

三、肺血流

（一）肺血容量

肺血容量大约是体循环总容量的 12%，在人类两侧肺约含有 450 mL 血液。其中 70～100 mL 存在于肺毛细血管，其余大部分分布于动、静脉中。因此自然吸气时，尽管肺循环阻力增加，但血容量也增加。与体循环不同，肺中含血量在不同生理和

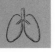

病理情况下有较大的变化,如用力呼气或正压呼吸时,肺中形成高压,肺循环可向体循环挤压多达 250 mL 的血液。大出血时体循环血容量的丧失可部分通过肺循环自动转移而得到补偿。血中儿茶酚胺的量显著增加时,体循环血管收缩,而肺循环变化不大,大量体循环血液进入肺循环,这是脑部损伤时发生肺水肿的机理之一。

(二)肺血流量

通过肺的血流量相当于心排出量,影响心排出量的因素也影响肺血流量。在大多数情况下,肺血管呈被动性扩张,肺循环压升高时血管扩张,而压力下降时血管回缩,但肺血管也受神经-体液因素的调节。肺血流量在各肺段分布尽可能均匀一致,这一点在确保血液在肺中进行正常的气体交换显得非常重要。

四、肺血管阻力

肺血管阻力主要存在于肺微血管中,其中几乎一半形成于毛细血管中,这些结果提示肺小动脉和毛细血管是肺血管床压力下降的主要部位。而体循环的血管阻力主要存在于小动脉。

1. 肺血管内阻力。正常肺循环的明显特征是具有在肺动脉压轻度增高的情况下容纳大幅度增多的心排出量的能力,因此尽管肺血管阻力(PVR)非常低,但对于低压性肺循环中的血管内压力升高具有很好的适应性。实验观察可见,血流量增多引起肺动脉压升高,同时肺血容量和左房压保持不变,同样,左房压升高并不伴有肺动脉压和血流量的变化。在上述两种情况中均出现肺血管阻力下降。在正常生理情况下,肺微血管床中部分毛细血管处于关闭状态,或即使开放也没有血流通过,当循环压力升高时,这些血管开放并让血流通过,使得总的血管阻力降低。所谓毛细血管床的重新开通,显然是肺动脉压升高时肺血管阻力下降的主要机制。肺循环中部分毛细血管在低压情况下处于关闭状态的机制尚不清楚,可能是由于致密复杂的毛细血管网随机的几何学结构差异所致,即部分血管优先通过血流,一部分血管暂时处于不通状态。另一种可能的原因则为重力导致各部位血管通过血流的临界开放压存在差异,造成肺微血管床中开通的血管数量与肺动脉压或肺循环压差的变化成正比关系。

2. 肺血管外阻力。肺容量也是影响肺血管阻力的重要因素。目前实验研究证实,肺容量变化对肺泡毛细血管和肺泡外血管的阻力存在相反的影响,在功能残气量位置肺血管阻力最低,肺容量增加或减小肺循环阻力皆会增加。随着肺的扩张,肺泡外血管(包括肺泡外毛细血管和肺静脉肺动脉)口径变大、阻力下降,而肺泡毛细血管随着肺泡内压升高,跨壁压力升高,血管阻力增大。此外,肺容量增大时,由于肺泡壁延展使肺泡毛细血管口径变小,也是肺血管阻力升高的因素。除了影响肺血管口径的因素、影响肺容量的机械因素、影响肺血流量的血流动力学因素以及毛细血管床重新开通等因素外,肺血管阻力还受许多影响肺血管壁平滑肌舒缩状态因素的影响,其中最主要是缺氧和酸中毒的影响。

3. 血液黏滞度与肺血管阻力成正比关系。决定血液黏滞度的主要因素是血细胞比容。实际上血液黏滞度反映了红细胞

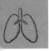

在肺微血管中的变形能力和血浆黏滞性。实验结果显示,在各种血流速度情况下,血液中血细胞比容大于40%可引起平均肺动脉压和肺血管阻力的明显升高,缺氧诱发的红细胞增多症以及造成的血液黏滞度增大是导致高原性肺血管阻力增高的主要因素。

五、肺血管舒缩功能的调节

正常肺循环床的静息血管张力非常小,阻力也非常低,向血管内注入强血管扩张剂几乎不降低血管基础阻力。这种低阻系统的形成是肺组织特别是血管组织天然结构的原因,还是由于肺血管系统内不断产生释放血管松弛物质所致,一直有争议。但目前研究已明确许多影响因素可调节血管运动张力,这些影响因素已有叙述,本处仅简单总结为:体内产生的血管舒缩物质,神经系统反射介导的血管张力变化,各种药理学因素对血管张力的影响,以及动脉血中气体(如低氧血症、高碳酸血症)改变对血管张力的影响。血管运动张力的改变通常可从三个层次来观察:① 整体效应,或全肺血管阻力的改变;② 区域效应,或血液在不同平行血管间的分布如肺低氧性血管收缩反应;③ 重力依赖性,是肺组织心源性水肿和非心源性水肿形成的机制之一。

(杨海燕　吉　艳　张艳艳)

第三章　肺部疾病常见的临床症状

第一节　咳嗽

急性发作时有刺激性干咳,伴有发热、声嘶,常为急性喉炎、气管炎和支气管炎。常年咳嗽、秋冬季加重,提示慢性阻塞性肺疾病。急性发作的咳嗽伴胸痛,可能是肺炎。发作性干咳尤其在夜间规律性发作,可能是咳嗽型哮喘。高亢的干咳伴有呼吸困难,可能是支气管肺癌累及气管或主支气管。持续而逐渐加重的刺激性咳嗽伴有气促,则考虑特发性肺纤维或支气管肺泡癌。

第二节　咳痰

痰的性状、量及气味对诊断有一定的帮助。痰由白色泡沫

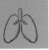

或黏液状转为脓性,多为细菌感染;大量黄脓痰常见于肺脓肿或支气管扩张;铁锈样痰可能是肺炎链球菌感染;红棕色胶冻样痰可能是肺炎克雷白杆菌感染;大肠杆菌感染时脓痰有恶臭,肺阿米巴病呈咖啡样痰,肺吸虫病为果酱样痰。痰量的增加,反映感染的加剧或炎症的缓解;若痰量突然减少,且出现体温升高,可能与支气管引流不畅有关。肺水肿时,则可能咳粉红色稀薄泡沫痰。

第三节　咯血

痰中经常带血是肺结核、肺癌的常见症状。咯鲜血(特别是 24 h 达 300 mL 以上),多见于支气管扩张,也可见于肺结核、急性支气管炎、肺炎和肺血栓栓塞症。二尖瓣狭窄可引起各种不同程度的咯血。

第四节　呼吸困难

呼吸困难可表现在呼吸频率、深度和节律改变等方面。按其发作快慢分为急性、慢性和反复发作性。按呼吸周期可分为吸气性呼吸困难和呼气性呼吸困难。急性气促伴胸痛常提示肺炎、气胸和胸腔积液。肺血栓栓塞症表现为不明原因的呼吸困难。左心衰竭患者可出现夜间阵发性呼吸困难。慢性进行性气促见于慢性阻塞性肺疾病、弥散性肺纤维化疾病。支气管哮喘发作时，出现呼气性呼吸困难，且伴有哮鸣音，缓解时可消失，下次发作时复出现。呼吸困难可分为吸气性呼吸困难、呼气性呼吸困难和混合性呼吸困难三种。如喉头水肿喉气管炎症、肿瘤或异物引起上气道狭窄，出现吸气性呼吸困难；支气管哮喘或哮喘合并慢性阻塞性肺疾病引起广泛支气管痉挛，则引起呼气性呼吸困难。此外，气管、支气管结核亦可产生不同程度的吸气相或双相呼吸困难，并呈进行性加重。

第五节　胸痛

　　肺和脏层胸膜对痛觉不敏感，肺炎、肺结核、肺血栓栓塞症、肺脓肿等病变累及壁层脏膜时方产生胸痛。胸痛伴高热，应考虑肺炎。肺癌侵及壁层脏膜或骨，出现隐痛，持续加剧，乃至刀割样痛。突发性胸痛伴咯血或呼吸困难，应考虑肺血栓栓塞症。胸膜炎常在胸廓活动度较大的双（单）侧下胸痛，与咳嗽、深吸气有关。自发性气胸在剧烈咳嗽或屏气时突然发生剧痛，亦应注意与非呼吸系统疾病引起的胸痛相鉴别，如心脏、纵隔、食管、膈和腹腔疾患所致的胸痛。

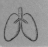

第六节　其他体征

由于病变的性质、范围不同,胸部疾病的体征可完全正常或出现明显异常。气管、支气管病变以干、湿啰音为主,肺部炎症有呼吸音性质、音调和强度的改变,如肺炎出现吸气相小水泡音、大片炎症为重要体征,特发性肺纤维化可在双肺出现吸气相高调爆破音(Velcro 啰音),胸腔积液、气胸或肺不张可出现相应的体征,可伴有气管的移位。

(杨海燕　陈韫炜)

第四章　肺部疾病的相关检查

第一节　影像学检查

胸部 X 线透视配合正侧位胸片，可发现被心、纵隔等掩盖的病变，并能观察膈、心血管活动的情况。高电压体层摄片和计算机断层扫描（CT）能进一步地明确病变的部位、性质及有关气管、支气管通畅程度。磁共振成像（MRI）对纵隔疾病和肺血栓栓塞症诊断有较大的帮助。肺血管造影用于血栓栓塞症的各种先天性或获得性血管病变的诊断。支气管动脉造影技术对咯血有较好的诊断价值。

第二节　支气管镜和胸腔镜检查

硬质支气管镜检查已被纤维支气管镜(纤支镜)替代,前者仅必要时才用于气管内肿瘤或异物的摘除手术。纤支镜能深入亚段支气管,直接窥视黏膜水肿、充血、溃疡、肉芽肿、新生、异物等,做黏膜的刷检或组检。纤支镜还可做支气管肺泡灌洗,灌洗液的微生物细胞学、免疫学、生物化学等检查,有助于明确病原和病理诊断。医生可通过纤支镜取出异物、诊断咯血,经高频电刀激光、微波及药物注射治疗恶性肿瘤。医生借助纤支镜的引导还可做气管插管。目前,胸腔镜已广泛应用于胸膜活检、肺活检。

第三节　放射性核素扫描检查

应用^{133}氙或^{99m}锝二乙三胺五乙酸(^{99m}Tc-DTPA)雾化吸入,^{99m}锝大颗粒人血清聚合清蛋白(^{99m}Tc-MAA)静脉注射,对肺区域通气/灌注情况、肺血栓栓塞症和血流缺损,以及占位病变的诊断有帮助。^{67}镓对间质性肺纤维化的肺泡炎、结节病和肺癌等诊断有一定的参考价值。近年来发展了正电子发射计算机断

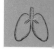

层显像技术(PET),采用$^{18}F-2-$脱氧葡萄糖、$^{11}C-$乙酸、$^{11}C-$胆碱、$^{11}C-$蛋氨酸或$^{13}N-$氨可以较准确地对直径小于 1 cm 的肺部影及肺癌纵隔淋巴结有无转移进行鉴别诊断。此外,放射性核素免疫显像、肿瘤受体显像、基因显像及肿瘤报告基因显像等技术均可作为肺部肿瘤早期诊断的重要手段。

第四节　肺活体组织检查

经纤支镜做病灶活检,可反复取材,有利于诊断和随访疗效。近胸壁的肿块等病灶,可在胸透、B 超或 CT 引导下定位做胸穿刺肺活检,进行微生物和病理检查。对于肺部纵隔部位的肿物及肿大的淋巴结,亦可通过纤支镜,在 CT 引导下从气管或支气管腔内对肿物进行穿刺取材。

以上几种方法的不足之处为所取肺组织过小,故为明确诊断需要,必要时可做开胸行肺活检。

第五节　呼吸功能测定

通过呼吸功能测定可了解呼吸系统疾病对肺功能损害的性质及程度,对某些肺部疾病的早期诊断具有重要价值。如慢性阻塞性肺疾病表现为阻塞性通气功能障碍，而肺纤维化胸廓畸形、胸腔积液或肺切除术后均显示限制性通气功能障碍。这些变化常在临床症状出现前已存在。测定空气与血流在肺内的分布、右心系统静脉血向左侧的分流以及弥散功能，有助于明确换气功能的情况，如特发性肺纤维化及弥漫性肺癌的弥散功能损害尤为突出。呼吸功能和呼吸中枢敏感性反应测定，再结合动脉血气分析，可对呼吸衰竭病人的生理有进一步的了解，并能对呼吸衰竭的性质、程度及防治和疗效判断等作出全面的评价。

（丁荣梅　王统伍）

第五章　免疫学测定

第一节　免疫学测定技术的新进展

现代免疫学测定技术源于标记技术的发展。继 1941 年 Coons 等创立荧光素标记技术以来,20 世纪 50 年代末 60 年代初,Yalow 等创立了放射免疫分析技术。1966 年,由美国和法国学者同时报道建立酶标记免疫测定技术,包括:酶免疫组化技术,固相酶免疫测定(如酶联免疫受体吸附技术、Western 印迹和均相酶免疫测定,其中均相酶免疫测定又称酶放大免疫分析技术)。另一传统标记技术为胶体金标记免疫分析,始于 20 世纪 80 年代,除应用于免疫电镜外,目前又相继建立了一些新型标记免疫测定技术。这些技术及由此衍生的实验方法,有些已在临床免疫学检验中得到广泛的应用,有些尚处于研究和探索阶段。

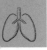

一、荧光素标记的免疫测定技术

1. 间接荧光抗体技术

该技术长期以来用作细胞内抗原定位或相应抗体检测的"金标准",适合用作筛查实验,主要用于抗核抗体、抗 ds-DNA 抗体、抗平滑肌抗体、抗中性粒细胞胞质抗体等自身抗体,及某些病原体如 EB 病毒、SARS 病毒、军团菌及其他呼吸道病原体的检测等。目前已有商品化的全自动操作系统,其技术特点是减少手工操作可能造成的偶然误差,提高了免疫实验的标准化和自动化程度,缩短了测试所需的时间。

2. 流式细胞免疫荧光分析技术

该技术借鉴了荧光抗体与血细胞分析仪原理,经历了从相对细胞计数到绝对细胞计数、从细胞膜成分到细胞内成分、从单色荧光到多色荧光的发展历程,并将分子表型与免疫表型相结合,因而成为细胞分析和分选的重要工具。在细胞表型分析、脱氧核糖核酸含量与细胞周期分析、细胞内及核膜成分分析及细胞分选等领域有着广泛的应用。

3. 以荧光素标记为基础的四聚体分析技术

该技术主要是基于主要组织相容性复合体/抗原肽复合物与 T 细胞(表面)受体相互作用的原理而设计的。首先选择某一抗原特异性 T 细胞所识别的抗原表位肽及该表位肽结合的人白细胞抗原分子,使之形成 HLA 肽复合物,进一步生物素化后再与特定荧光素(如 PE)标记的链酶亲和素按照一定比例混合,如此构建的四聚体即可通过其本身 MHC 分子递呈的表位

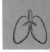

肽与 T 细胞表面的 TCR 进行精确识别和高亲和力结合而达到检测抗原特异性 T 细胞的目的。由其衍生的主要技术类型包括：

（1）MHC-肽四聚体流式细胞术，特点是快速、敏感、特异，可计数所有抗原特异性 T 细胞，不管这些细胞是原始的或效应的、有功能的或无功能的。

（2）原位 MHC-肽四聚体染色法（IST），可分为直接法和间接法两种，用于组织切片染色检测抗原特异性 T 细胞在空间和时间上的分布。

（3）MHC-肽四聚体磁分离技术，分离的抗原特异性 T 细胞可由此进一步分析其生物性功能。

（4）MHC-肽四聚体 ELISA 法。

（5）MHC-肽四聚体分子微阵列技术。

上述以荧光素标记为基础的四聚体分析技术均已应用于病毒（如 HBV、HCV 和 HIV 等）抗原、肿瘤抗原特异性 T 细胞和自身免疫疾病相关的自身反应性 T 细胞的测定和研究中。

二、酶标记免疫测定技术

1. 酶联免疫吸附技术

理论上只要能获得某一抗原纯品或相应的抗体制剂，即可对其相应的抗体或抗原进行 ELISA 测定，因此几乎所有的可溶性抗原、抗体系统均可用该技术进行检测。其特点是实验结果具有较高的敏感性和特异性，最小可测值达纳克（ng）甚至皮克（pg）水平，但易受诸多测定因素（如包被抗原、抗体的质量，微孔

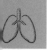

板表面的吸附性能等）的干扰。与放射免疫分析相比，ELISA
技术的优点是标记试剂相对比较稳定，且无放射性危害。因而
在血源病原体（抗原和抗体）、体液中各种微量蛋白（肿瘤标志
物、细胞因子、小分子激素、自身抗体和某些毒品、药物等）方面
均有着广泛的应用。除手工操作外，目前已有自动化的酶免疫
分析体系（有开放式和封闭式两种类型），可根据需要选择合适
的或与仪器配套的试剂使用。

2. 以酶标记为基础的免疫印记和免疫斑点技术

免疫印迹和免疫斑点是两种密切相关而又有所不同的分析
技术。前者是将组织、细胞或细菌裂解物的蛋白质成分通过十
二烷基硫酸钠聚丙烯酰胺凝胶电泳分离开来，再转移至硝酸纤
维素膜上进行分析，后者则是直接将纯化或基因重组的蛋白质
抗原以点状或线状的形式固相至 NC 膜表面，后续与样品、酶结
合抗体反应及呈色步骤则完全相同。由于实验中采用的是蛋白
质亚单位或抗原分子纯品，因此，该技术可用于对特异性抗原或
抗体的确认，如用于 HIV、HCV 感染的确诊试验，以及抗核抗
体中 ENA 多肽抗体谱特异性变应原（IgE 作用的靶抗原）等项
目的检查。除定性检查外，实验中还可对其显示显色带或斑点
进行扫描以报告其定量测定结果。

3. 酶联免疫斑点技术

免疫斑点技术是在 ELISA 方法的基础上发展起来的一种
用于测定 B 细胞分泌免疫球蛋白、T 细胞分泌细胞因子功能的
技术，为定量 ELISA 技术的延伸和发展。其原理和实验设计是
在微孔培养板底部被覆特异抗某种 Ig 或 CK 的单克隆抗体。

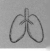

待检测的外周血单个核细胞加入微孔板内培养,在特异性抗原或有丝分裂原的作用下,数小时内记忆型 B 细胞或 T 细胞即活化并分泌 Ig 或细胞因子,与随后加入的生物素化第二抗体结合,CK 当即就被位于细胞下方的固相单克隆抗体所捕获。洗去细胞后,被捕获的 Ig 或细胞因子与随后加入的生物素化第二抗体结合,再加入酶标记的亲和素与生物素反应,以酶底物显色,阳性细胞即可在固相板底的局部形成直径 50~200 μm 大小不等的圆形着色斑点。每一个斑点对应分泌 Ig 或 CK 的一个细胞,斑点直径的大小直接反映特定阳性 B,T 细胞族群的产物能。

　　该技术除最初用于检测分泌抗体的 B 细胞外,更多的则是用于检测 T 细胞分泌各类 CK 的状况。因此,免疫斑点技术已成为当今免疫学研究中 T 细胞功能测定的标准技术。其优点在于提供一个接近于体内的实验环境,在近于自然生理的条件下,观察单个细胞分泌免疫活性物质进程。能检出频率为 1/100 的阳性细胞,这种分辨率已经远远超过胞内细胞因子的四聚体染色和 ELISA 法测定的灵敏度。由于该技术易受多种测定因素的干扰,因此对实验操作要求较高,包括抗体包被洗涤、激活物(特异性抗原肽)的加入、细胞接种及培养均需严格无菌,在细胞培养过程中应避免移动、碰撞,尽量减少开、关培养箱的次数,否则会导致细胞移位,造成斑点模糊和拖尾现象的发生。同时应多设重复孔,并设置阳性、阴性和空白对照。为实现不同实验者或实验室检测结果的可比性,还需要有一种定量的质控系统。目前,国际上多采用核心参比实验室的质控方法,即以核心参比实验室的质控细胞为质控品,对本实验室的结果进

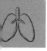

行质量控制。

三、以新型标记物为基础的免疫测定技术

1. 元素标记免疫测定技术

该技术主要有以镧系元素(如 EU^{3+}、Tb^{3+} 或 Sm^{3+} 等)作为标记物的时间分辨荧光免疫分析(TrFIA)和钌元素(Ru)作为标记物的电化学放光免疫分析(ECLIA)。TrFIA 除有测定范围宽、试剂稳定、测定速度快、灵敏度和特异性高等优点外,还可通过双标记进行两种指标的同时测定。ECLIA 技术特点是钌元素可以在电场作用下反复被激发而使信号得以放大,这些元素标记免疫测定均需特定的仪器设备并用配套试剂。

2. 核酸标记免疫测定技术

该技术是以核酸的扩增或转录翻译为基础的。DNA 与上述标记物不同,其本身并无指示特性,但通过聚合酶链反应,可在数小时内扩增千百万倍,因而具有极高的检测灵敏度。而转录翻译则是将编码酶(如萤火虫荧光素酶和 β-半乳腺甘酶 a 肽)的 DNA 片段标记抗体,抗原抗体固相反应后再对 DNA 进行细胞外转录翻译成相应的酶进行测定。由于 1 个 DNA 分子经转录可得到多个 mRNA 分子,同时 1 个 DNA 分子经翻译又可生成数个蛋白质分子,因此该技术也具有很高的测定敏感性。

3. 量子点标记免疫测定技术

量子点又称半导体纳米微晶粒,通常是由ⅡB 和ⅥA 族元素构成,目前研究较多的主要是 CdX(X＝S、Se、Te),粒径范围为 $2\sim20$ nm。1998 年,美国加州伯克利大学的 Alicisatos 和印第安

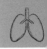

纳大学的 Nie 等所在的研究小组同时在《Science》上发表相应的研究成果,最早提出量子点作为生物标志物的设想。因量子点多为电子体系,发光效率远高于单个分子,稳定性能亦高出荧光染料分子的 100 倍,且不同粒径量子点受同一荧光激发可产生不同颜色的荧光,所以 QD 具有良好的光电性能尺寸效应和高通量应用的潜能,并将有可能成为新一代荧光标记物。最近,Goldman 等分别用不同颜色的量子点标记抗蓖麻毒素、霍乱毒素、志贺菌霉素 1 和葡萄球菌肠毒素 B 的抗体,在同一块微孔板上实现了对上述四种毒素的同时检测。尽管 QD 作为荧光标记物在免疫测定中的研究才刚刚起步,但结果已显示出在多种项目同时测定的优势。因此,该技术在诸如生物多组分同时测定、免疫示踪定位、细胞成像及疾病早期诊断中将有广泛的应用前景。

四、其他新型分析技术平台

1. 微阵列免疫芯片技术

以微阵列为基础的免疫芯片技术是一种高通量、微型化和自动化的蛋白质分析方法,有别于一般的 DNA 芯片技术。其原理类似于 ELISA 的实验模式,主要是基于抗原与抗体特异性结合反应来设计的,所测目的分子仅有结构上的专一性,而无序列特异性。该技术预先将基因重组蛋白或从组织细胞中分离纯化的抗原(如蛋白质、DNA 或磷酸分子等)或单克隆抗体分子有序排列并固定在芯片表面制成微阵列,对背景封闭后即可与血清样本反应,捕获样品中对应的目的分子,再加入荧光素标记的第二抗体进行反应(若采用酶标记的二抗反应,则需用特异性底

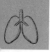

物/色源溶液呈色),最后用电荷耦合器件照相技术与激光扫描系统获取阵列图像,利用专门的计算机软件进行图像处理和结果分析。该方法突出的优点在于减少了被检样本和试剂的用量,可对血清样本中多种目的分子(包括自身抗体和其他微量蛋白)实施高通量的平行检测与分析。由我国自行开发研究的多肿瘤标志物蛋白芯片检测系统,采用固相单克隆抗体制作的微阵列,可对12种不同的肿瘤标志物进行同时检测。其优点是可同时检测多种肿瘤标志物,提供相对全面和客观的临床信息,作为其他肿瘤诊断技术的补充。用于病原体感染诊断的结核杆菌蛋白芯片则是将三种结核分枝杆菌特异性抗原、脂阿拉伯甘露糖、相对分子质量38 000和1 600的蛋白质固定于微孔膜表面,利用其渗滤和浓缩作用,使抗原抗体反应在固相膜上快速进行,再以抗人Ig作为二抗直接在膜上显色(紫红色斑点)。该法技术特点是可同时筛查多种TB抗原的抗体,方便快速而又有较高的特异性和敏感性,特别是对痰涂片阴性及肺外结核患者的检出,更具有优越性。用于自身抗体谱检测的芯片技术则是将各种自身的靶抗原固相至载体表面(载玻片或滤膜)制成抗原分子微阵列,可用于系统性红斑狼疮和类风湿关节炎等自身免疫性疾病的辅助诊断。

2. 液态芯片技术

该技术是基于流式细胞计数原理而设计的一种均相微珠免疫分析系统,分别将抗原成单克隆抗体置于特定的微珠表面(可被一束激光识别),与样本中的抗体或抗原结合后,再与荧光标记的第二抗体反应,由另一束激光激发测定其荧光强度而达到

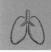

定量检测的目的。其特点是可同时检测和定量一份样本中的多种指标,具有极高的检测速度、测试敏感度和良好的结果特异性。该技术还可根据实验目的的不同,进行测试项目的任意组合,是目前唯一得到美国食品与药物管理局(FDA)认证并允许进入临床实验室应用的芯片技术。研究者用此技术检测了222例患者血清中抗核抗体(抗 dsDNA、抗 SSB、抗 Sm、抗 Jo-1、抗核糖体和抗着丝粒蛋白抗体),敏感性为 99.1%,特异性为100%,CV 值<10%,各项指标与 ELISA 法测定值的相关系数均在 0.90～0.97。除此之外,该技术还可用于对各种细胞因子、小分子激素、肿瘤标志物以及传染病和神经-内分泌系统疾病等诸多指标的检测。因此,任何使用微量分析系统的测试项目都有可能利用该技术得到更好的发展。

　　3. 表面增强激光解吸离子化-飞行时间质谱技术

　　该技术是继 DNA 指纹图谱后发展建立的又一指纹图谱分析技术(即蛋白表型指纹分析)。通过不同固相模式将探针分子吸附于芯片表面,在捕获样品中的目的蛋白后,通过加入能量吸收分子和接受激光束的轰击,即可吸附在阵列芯片表面的靶蛋白离子化,在电场力作用下飞行,通过检测的离子的飞行时间计算出其质量电荷比,用以分析蛋白质的相对分子质量和相对含量。美国 Ciphergen biosystems 公司利用这一技术检测了健康人和前列腺癌患者的血清样品,在 3 天的时间内发现了 6 种潜在的前列腺癌生物学标志,显示了此技术还存在一定程度的方法学稳定性问题和重复性问题,目前尚处于研究和探索阶段。

　　　　　　　　　　　　　　　　(何浩明　吉　艳　吕晶晶)

第二节 分子生物学在医学检验中的应用

分子生物学是一门正在蓬勃发展的学科,新技术和应用条件的不断出现使检验医学的发展进入了一个崭新的时代,并提供新的机遇和挑战。分子生物学是以核酸蛋白质等生物大分子为研究对象的学科,分子生物学技术是建立在核酸生化基础上的一类研究手段,现已广泛应用于医学检验中,同时也逐渐渗入机构基因组学、功能基因组学和环境基因组学,研究内容也从DNA 鉴定扩展到核酸及表达产物分析,技术不断进步,为微生物检验、肿瘤诊断及评估、遗传病诊断、免疫系统疾病诊断提供重要依据和创新思路。在结构基因学、功能基因组学和环境基因组学蓬勃发展的形势下,分子诊断技术将会取得突破性的进展。现将 PCR、分子生物传感器、分子生物芯片技术、分子蛋白组学、生物纳米技术等在医学检验的应用作一综述。

一、PCR 在医学检验中的应用

聚合酶链反应(PCR)是一种在生物体细胞外通过酶促合成特异 DNA 或 DNA 片段的方法,又称多聚酶链反应无细胞克隆技术等。PCR 技术主要由高温变性、低温退火和适温延伸三个步骤反复的循环构成,是在一种特异耐热酶——TagDNA 聚合酶的催化下完成的催化反应。以 PCR 为代表的各种扩增技术的出现让人们进入了基因诊断的新时代。目前,全世界利用PCR技术诊断感染性疾病每年达几千万人次。

目前,PCR已广泛应用于寄生虫学、微生物学、肿瘤学、遗传学免疫学、基因治疗食品检测、出入境检验检疫等诸多领域。在医学检验工作中,PCR技术的应用既可保证样品检测的准确性和可靠性,又可节省大量的人力、物力和财力,有巨大的社会和经济效应,具有推广应用价值。

传统的PCR技术既费时、费力,其间的污染环节多,容易出现假阳性或假阴性结果。为克服常规PCR检测技术的不足,人们一直在对传统的PCR技术进行改进,已发展有多重PCR、实时定量PCR技术、巢式PCR、PCR-酶联免疫吸附试验(ELISA)、链置换扩增技术、连接酶链式反应(LCR)等。与传统的培养鉴定、免疫测定相比,新技术具有特异性强、灵敏度高、操作简便、省时等特点。石伟先等通过实时荧光PCR法、胶体金快速检测法及病毒分离培养法在甲型流感病毒检测中的临床应用比较的结论是:实时荧光PCR法灵敏度特异性高,适于确诊。Skladal等用经过寡核苷酸探针修饰的电压传感器检测血清中的丙型肝炎病毒(HCV),实时监测其DNA结构转录及PCR扩增过程,整个检测过程仅需10 min。它不仅可用于基因分离、克隆和核酸序列分析等基础研究,还可用于疾病的诊断或任何有脱氧核糖核酸(DNA)、核糖核酸(RNA)的地方。随着人类基因组计划(HGP)的逐步实施及分子生物学的迅猛发展,越来越多的动、植物,微生物基因组序列清楚地呈现在人类面前,基因序列技术正以前所未有的速度迅猛发展。但是对如此众多的基

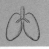

因在生命过程中的功能如何进行研究，就成了全世界生命科学工作者共同研究的课题。为此，研究者建立了新型杂交技术和基因测序方法，以便高效、快速地检测分析大量的遗传信息。

（孙　炜　张艳艳）

二、分子生物传感器在医学检验中的应用

传感器是将传感技术与分子生物诊断技术相结合而形成的一门新技术。分子生物传感器是利用一定的生物或化学的固定技术，将生物识别元件（酶、抗体、抗原、蛋白、核酸受体、细胞、微生物、动植物组织等）固定在换能器上，当待测物与生物识别元件发生特异性反应后，通过换能器将所产生的反应结果转变为可以输出、检测的电信号和光信号等，以此对待测物质进行定性和定量分析，从而达到检测分析的目的。分子生物传感器可广泛地应用于对体液中的微量蛋白、小分子有机物、核酸等多种物质的检测。近几年，高精密度的生物传感器技术开启了临床病原微生物的诊断检测的新纪元。

生物传感器包括光学生物传感器、压电生物传感器和电化学生物传感器，其中光学生物传感器广泛应用于病原微生物的检测。以荧光和表面胞质基因为代表的光学生物传感器，由于它独有的选择性和灵敏度，可快速检测污染物、病毒药物以及病原菌，因而在生物分析中应用最为广泛。2007 年，Waswa 等利用 SPR 生物传感器直接检测食品中的大肠埃希菌 O157：H7，灵敏度为 102～103 CFU/mL。2011 年，斯城燕等利用 SPR 原理的生物传感器方法实现了快速检测大肠埃希菌 O157：H7，一

个样品仅需 5～7 min。该法检测大肠埃希菌 O157：H7 的检测值为 $3×10^7$ CFU/mL。RU 变化值和大肠埃希菌 O157：H7 的浓度在一定范围内相关性良好。生物传感器法具有稳定性良好、检测时间短、操作方便等优点，并且为检测低水平的生物分子尤其是细菌和病毒提供了一个新方法。

三、分子生物芯片技术在医学检验中的应用

随着人类基因组计划的完成，蛋白质计划也已经启动，基因序列数据、蛋白序列和功能数据倍增的要求，使得生命科学需要更快捷、更准确的自动化的生物技术，生物芯片在这种情况下应运而生。生物芯片的概念虽源于计算机芯片，但不同于计算机芯片。狭义的生物芯片即微阵列芯片，主要包括 cDNA 微阵列、寡核苷酸阵列、蛋白质微阵列和小分子化合物微阵列。分析的基本单位是在一定尺寸的基片（如硅片、玻璃塑料等）表面以点阵方式固定一系列可寻找的识别分子，点阵中每一个点都可视为一个传感器的探头。芯片表面在一定的条件下与被检测物进行反应，其结果利用化学荧光法、酶标法、同位素法或电化学法显示，再用扫描仪等仪器记录，最后通过专门的软件进行分析。而广义的生物芯片是指能对生物成分或生物分子进行快速并行处理和分析的厘米见方大小的固体薄型器件。

生物芯片技术是融微电子学、生物学、物理学、化学计算机学为一体的高度交叉的新技术，具有重大的基础研究价值，又具有明显的产业化前景。经过十多年的发展，生物芯片技术已日臻完善，其应用前景非常广阔，因其具有技术操作简易、自动化

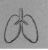

程度高、检测目的分子数量多、高通量等特点，为"后基因组计划"时期基因功能的研究及现代医学科学及医学诊断的发展提供了强有力的工具。

在临床检验医学方面，生物芯片技术已经应用于病毒/细菌的检测、自身免疫性疾病的免疫标志物的检测、遗传性疾病的检测、肿瘤免疫标志物的单一检测及其联检等方面。甘志远等通过呼吸道斑点试验芯片法检测呼吸道病毒抗体，具有简便快速、灵敏度和特异度高等优点，是临床呼吸道病毒感染辅助诊断的有效方法，值得推广使用。

生物芯片具有操作简单、信息量大、节约试剂、减少误差、快速的特点，在临床诊断科学研究和流行病筛选中具有广泛的应用前景。

（薛宏峰　孙　炜）

四、分子蛋白组学在医学检验中的应用

蛋白组学是在基因组学之后又一"组学"，之所以发展迅速，是由于其能够较为全面地考察蛋白层面的表达情况，有利于获得各种蛋白、多肽等信息，从而对相关机制进行更深入的研究。随着医疗从传统的被动治疗逐渐向主动预防和治疗的医学观念转变，特别是个体化医学的出现和渐入主流，生物标志物的研究开发也成为近年来临床和制药领域的热点课题。人类基因组及无数病原体的测序为蛋白组学的研究打开了大门，为开发应用蛋白组学提供了基因序列编码框架，从而使更多的兴趣集中于应用蛋白组学研究疾病的进程，发现新的早期诊断和早期检测

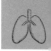

的生物学标志物,加速药物研究的发展。

尽管癌基因的发现及临床应用在分子水平上理解疾病的发生发展上有很大的缺陷,但是蛋白组学较其他方法更接近生命实际,更易于发展早期检测,发现新的生物学标志物及治疗靶向,继而指导患者的治疗。

蛋白组学全套技术目前已应用于疾病研究,通过结合更先进的技术、增加灵敏度、降低样品的检测条件、增加通量和更有效地揭示各式各样的蛋白质翻译后修饰,蛋白组学技术必将更有力地加快发展诊断及治疗的步伐。

五、分子生物纳米技术在医学检验中的应用

纳米科学技术是 20 世纪末期诞生并正在崛起的新科技,通过直接操纵和安排原子、分子,纳米技术与医学相结合,促进基础医学研究技术的完善、临床诊断技术的革新及治疗水平的提高。应用纳米技术进行 DNA 检测时,检测方法更为简便、快速、准确。美国 NASA 与中南大学卫生部纳米生物技术重点实验室合作,将碳纳米管用于基因芯片,样本需要量低于 1000 个 DNA 分子(传统 DNA 检测的样本需要量超过 10^6 个 DNA 分子),需要的样品量更少,可免去传统的 PCR 扩增步骤,结果可靠、重复性好,操作简单、易实现检测自动化。

免疫分析加上磁性修饰已成功地用于各种物质(如药物、致癌物等)的检测。将特异性抗体或抗原固定到纳米磁球表面,并以酶、放射性同位素、荧光染料或化学发光物质为基础所产生的检测,与传统微量滴定技术相比具有简单、快速和灵敏的特点。

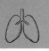

霍美俊等利用抗体偶联的靶向磁性纳米颗粒可在交变磁场下感应升温的双重功能，将其作为磁感应热疗的靶向介质，有望研制出病毒感染性疾病磁感应热疗的靶向介质，寻求一条快速诊断病毒感染的新途径。

纳米细胞分离技术的出现有助于解决生物医学中快速获取细胞标本的难题。应用纳米免疫磁珠检测早期肺癌患者循环血液中的肿瘤细胞，可监测肺癌的转移情况。

（陈韫炜　刘忠伦）

第三节　单克隆抗体诊断技术

克隆一词由英文 clone 译音而来，意为"无性繁殖细胞系"，指由一个祖先细胞分裂而成的一个细胞群体。机体经抗原刺激后，体内 B 细胞呈克隆增殖，不同 B 细胞克隆可产生不同特异性抗体，但即使是单一抗体，由于它本身具有多个不同抗原决定簇（一个抗原决定簇激活一个 B 细胞），故可激活许多个 B 细胞，产生许多特异性和亲和力不同的抗体。因此，血清中的抗体常呈高度异源性，用普通制备抗血清的方法得不到高度特异、均一的抗体。早年单一免疫球蛋白的唯一来源是多发性骨髓瘤患者的血清。多发性骨髓瘤患者由于骨髓内浆细胞的恶性增殖，分泌大量单一的某种免疫球蛋白或其片段，常是单克隆，但其来源毕竟有限。采用实验方法选出具有合成和分泌某种特异性抗

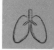

体能力的 B 细胞,并令其增殖为一株淋巴细胞系,即为单克隆,它所合成的抗体即单克隆抗体(McAb)。

　　单克隆抗体杂交瘤技术是 1975 年 Kohler 和 Milstein 首先报道的一种产生 McAb 的技术,将两个细胞融合成新的杂交细胞,即杂交瘤细胞。它既具备瘤细胞能在体外培养传代的特点,又保留浆细胞分泌特异性抗体的功能。产生 McAb 的杂交瘤为 B 细胞杂交瘤,由脾细胞中 B 细胞与骨髓瘤细胞融合而成,多数是小鼠-小鼠杂交瘤,这种细胞融合技术称为杂交瘤技术或单克隆抗体技术。

一、杂交瘤技术的基本原理

　　骨髓瘤细胞和脾细胞的融合形成除了有骨髓瘤细胞-脾细胞外,尚可有骨髓瘤细胞-骨髓瘤细胞、脾细胞-脾细胞间的融合,另外还有一些未融合的、以单细胞形式存在的骨髓瘤细胞和脾细胞。从这些类型细胞中选取骨随瘤细胞-脾细胞融合的杂交瘤细胞,主要是依靠选择性培养基来完成。含有次黄嘌呤(H)、氨基嘌呤(A)和胸腺嘧啶(T)的细胞培养基,简称 HAT 培养基。

　　细胞合成 DNA 有两个途径,当细胞内鸟嘌呤核苷的主要途径被叶酸拮抗剂氨基蝶呤阻断时,细胞需依赖“补救”酶,次黄嘌呤-鸟嘌呤磷酸核糖转移酶或胸腺嘧啶核苷激酶(TK)的作用来合成 DNA。缺乏其中一种,DNA 合成即终止。任何细胞若缺乏次黄嘌呤-鸟嘌呤磷酸核糖转移酶(HGPRT),在 HAT 培养基中由于合成 DNA 的途径被切断,又不能利用次黄嘌呤和

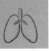

胸腺嘧啶经旁路合成 DNA，此细胞就将死亡。目前适合融合的骨髓瘤细胞系如 NS-1、SP2/0 等皆为 HGPRT 缺陷型变株，在HAT 培养基中不能生长，融合骨髓瘤细胞及单个骨髓瘤细胞均要死亡。唯有与 HGPRT 阳性的供体脾细胞融合而获得的HGPRT 补充的杂交瘤细胞，可利用补救途径在 HAT 培养基中繁殖生长，然后再借助敏感的检测技术，从诸多杂交瘤细胞中筛选出能够产生特异性抗体的杂交瘤细胞。

二、杂交瘤技术实施中的原则

产生单克隆抗体的杂交瘤技术包括一系列技术实验步骤和操作流程，如动物免疫细胞培养、细胞融合和杂交瘤选择、杂交瘤细胞系克隆和再克隆、抗体检测和扩增，以及杂交瘤细胞株的冷冻保存和复苏。几乎每一步骤都可采用不同技术方案，但下述一些原则是发挥或保证杂交瘤技术成功的关键：

1. 淋巴细胞（脾细胞）供体动物的选择

小鼠和大鼠是迄今最常用的免疫亲代淋巴细胞（脾细胞）供体动物。小鼠通常是首选的供体动物，因为取材方便，易于饲养，尤其是已有许多适宜作任何对象的小鼠骨髓瘤细胞株可供选择。目前用于杂交瘤技术的小鼠骨髓瘤细胞株均来源于BALB/c 鼠系，故 BALB/c 小鼠应被首选为免疫亲代淋巴细胞的供体动物，其所产生的杂交瘤也可在 BALB/c 小鼠体内生长，有利于抗体的扩增。

供体动物一般应选择与提供的骨髓瘤细胞株的动物同一品系，避免因组织相容性抗原不相配等原因而不能获得稳定的杂交瘤细胞株,或因无法扩增得不到相应的、足以应用的抗体。

除小鼠—小鼠杂交瘤以外,已有大鼠—大鼠、大鼠—小鼠、人—鼠、人—人等杂交瘤技术的报道,其中人源单克隆抗体的制备最引人注目,它将标本技术应用于临床实验,开辟了一条新途径,只是技术难度大,极难获得稳定而又高分泌的杂交瘤细胞株。采用 EB 病毒转化人 B 细胞与小鼠骨髓瘤细胞杂交技术,具有较好的应用前景。

2. 融合用骨髓瘤细胞株的基本要求

骨髓瘤是一种抗体生成细胞肿瘤,通常称为浆细胞瘤或骨髓瘤,可合成瘤细胞本身重链和轻链组成的不能结合特异性抗原的混合分子,使目标特异性抗体的滴度大大降低。为充分发挥杂交瘤技术潜力,要求这些骨髓瘤细胞系至少满足两个基本要求,即:本身不产生骨髓瘤特异性免疫球蛋白,但不妨碍杂交后免疫亲代供体特异性抗体的产生;本身次黄嘌呤-鸟嘌呤磷酸核糖转移酶缺陷,或对 HAT 选择性培养基敏感,使未形成杂交瘤的瘤细胞迅速凋亡,以免淹没杂交瘤细胞,影响其生长。目前已有一系列适合融合的小鼠系骨髓瘤细胞株可供选择,皆来自BALB/c 小鼠系。

3. 免疫亲代供体动物的免疫

免疫亲代供体动物的免疫方法,可能是决定抗原特异性抗体形成细胞数量和适合融合的分化阶段的重要因素。无论采用何种免疫方法,其免疫程序应包括预免疫和加强免疫两个步骤。预免疫时虽可刺激动物产生抗体,并可以此作为检定是否产生特异性反应的指标,但更重要的目的在于增加抗原特异性。记

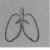

忆状态的 B 细胞数量,以小剂量、间隔长时间、多次为宜。加强免疫则宜在细胞融合前三天以较大剂量抗原静脉给予,使活化记忆细胞群呈同步化状态(即母细胞化)而适合融合(即与骨髓瘤融合的 B 细胞应处在利于融合的分化状态,不需要已形成分泌抗体的成熟浆细胞)。

(薛宏峰 孙 炜)

4. 细胞融合

使骨髓瘤细胞和免疫亲代脾细胞互相融合成杂交瘤细胞是本项技术的关键步骤。目前用于细胞融合的促进剂是聚乙二醇(PEG),相对分子质量为 $1\,000 \sim 6\,000$,应注意的是 PEG 的浓度以 $40\% \sim 50\%$ 为宜,浓度在 30% 以下则细胞融合率低,超过 50% 则毒性过大。pH 在 $8.0 \sim 8.2$ 范围的融合率最高。融合时间与 PEG 浓度密切相关,浓度为 50% 时,作用时间不超过 $1 \sim 2$ min。此外,温度、细胞数量、脾细胞与骨髓细胞比例等都直接影响细胞融合的成功率。由于至今未能解决从一次或多次融合中筛选出能分泌目标特异性单克隆抗体的杂交瘤细胞株的随机性,尽管上述因素都注意到了,但并不能根本改变杂交瘤技术的异型细胞融合率低这一固有的局限性。

5. 杂交瘤克隆化

早期克隆和反复再克隆是获得稳定杂交瘤细胞系的重要保证,在选择杂交瘤过程中,一旦细胞培养板一侧有阳性生长孔,应尽快进行克隆化操作,目的是保证杂交瘤细胞培养的单克隆性,确保所分泌的抗体是单克隆,保证分泌目标抗体的单克隆杂交瘤细胞株的稳定性。目前,进行克隆化大多应用有限稀释法,

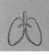

克隆化操作至少进行 2 次,以保证所得确定是单克隆,并减少因染色体丢失而成为抗体分泌变异株。

6. 筛选特异性目标单克隆抗体

选择特异性目标单克隆抗体,应建立一种简便、快速、敏感、稳定而又特异的检测方法,以便能在较短时间内对上百份标本(杂交瘤培养上清)进行特异性鉴定。固相酶联免疫吸附测定法(ELISA)因能满足绝大多数目标抗体筛选要求,已在杂交瘤技术的初筛和再克隆中广泛应用。

(薛宏峰　孙　炜)

三、单克隆抗体在传染病学中的应用

单克隆抗体技术使几乎所有的抗原物质可以采用本技术获得针对某一抗原决定簇的单克隆抗体,解决了过去采用多克隆抗体(血清)的手段因异质性和效价低等原因而达不到的目的,如可以确定某些病毒病原体的变异性、病原体功能结构特点及发病机制上的作用等。有些病毒如狂犬病病毒、腮腺炎病毒,一向被认为较为稳定、抗原化单一,经用 McAb 检测后,不但揭示了它们本身抗原性存在差异,而且因发现狂犬病病毒株和制备疫苗的固定毒株之间存在明显的抗原差异而缺乏足够的交叉保护,阐明了过去以为疫苗质量或注射时间太晚,使其保护作用不满意的原因。流感病毒可发生变异,采用 McAb 研究其变异性时发现,它们的变异均发生在血凝素多肽 N 端的单个氨基酸上。应用 McAb 技术发现霍乱弧菌肠毒素是一个由 A 亚单位和 B 亚单位的非共价键结合的寡聚体,A 亚单位有 A1、A2 两

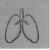

个片段,B亚单位由5～6个相同的多肽聚合而成。McAb技术不仅能更精确、更可靠地证明疟原虫在红细胞内不同发育阶段的变化,并能证实其中相对分子质量为25万的蛋白具有保护功能(与裂殖子的侵入功能有关),在诱导和表达免疫反应中起重要作用。两种或数种不同来源的抗原若能与某一种McAb发生反应,表示它们存在共同的抗原决定簇,可用作病原进化亲缘关系的调查。在发病机制方面的研究有用McAb观察单纯疱疹病毒在裸鼠耳郭上繁殖后,沿神经途径扩散到神经节、脊髓、脑和肾上腺的情况等。

1. 在诊断方面

正由于McAb具备PcAb所缺乏的特异性、均质性、敏感性精确性和可重复性,它在传染病诊断中已得到了广泛的应用。目前,McAb诊断试剂已替代绝大多数常规抗血清。由于McAb可直接检测临床标本并快速鉴定,解决了病原学的早期诊断;McAb还解决了同属异种病毒间的交叉反应,如乙型脑炎和登革热脑炎两种病毒同属虫媒病毒,存在明显的交叉反应,在两种病毒同时存在的地区,可造成诊断和流行病学监测上的困难。上述两种病毒McAb的获得,只需用免疫荧光法就可以进行区分。McAb还可用来观察机体内某些抗原抗体消长的情况。典型的例子是乙型肝炎病毒曾被认为HBsAg和抗-HBs间有一"窗口",即HBsAg消失后、抗-HBs出现前,血清中既查不到HBsAg,也没有抗HBs,使用McAb"转阴"的血清中又可检出HBsAg直到抗-HBs出现。这一方面是因为McAb敏感性高,提高了HBsAg的检出率,更重要的是它可以检测已形成

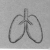

HBsAg 抗- HBs 复合物中的 HBsAg。

2. 在治疗学上的应用

McAb 用于保护,目前仍处于实验探索阶段,但已有不少动物实验报告,应用 HSV 1McAb 可保护感染 1 型单纯疱疹病毒(HSV-1)24 h 的小鼠不发生脑炎并全部存活,对照组则有 50% 死亡,使用乙型脑炎病毒 McAb 皮下注射治疗感染 24~28 h 小鼠,治疗率分别达到 60%~100% 和 60%~84%。McAb 也可作为载体(生物导弹)使有效药物直接作用于靶抗原,既避免全身反应,又可发挥最大的效力。McAb 用于临床治疗,需要注意防止异种 McAb 引起的过敏反应,应尽可能使用人源 McAb,也可采用木瓜酶处理小鼠 McAb,从中分离 Fab,以减少异种动物抗体的副作用。人源 McAb 被动免疫治疗白喉等疾病。由于 McAb 纯度高、特异性强,具有疗效好、安全等优点,并逐步取代抗血清。

3. 在预防医学上的应用

在传染病的预防中,McAb 的作用包括以下几个方面:直接用于免疫预防,如狂犬病破伤风、病毒性肝炎等;用于流行病学鉴定和监测许多病原体抗原性的飘移和变异;及时预防疾病的流行,并指导制备相应的变异株疫苗;筛选病原体中具有保护功能的抗原制备亚单位疫苗。

（吉　艳　　丁荣梅　　吕晶晶）

第六章 肺部疾病的一般检验项目及临床意义

第一节 痰液检验

痰液是气管、支气管及肺泡分泌物的总称,主要是由呼吸道的黏液腺和杯状细胞所分泌,并混有一些脱落物和上呼吸道细菌。痰液的检查能及时为临床提供诊断和治疗两方面的资料。对某些疾病如肺结核和恶性肿瘤,有时通过痰液检查即可确诊。另有一些疾病,如特发性肺含铁血黄素沉积症,若痰内发现充满含铁血黄素的巨噬细胞,则有较大的诊断价值。

临床意义

1. 痰的颜色

(1)黄色:脓性痰呈黏液黄色,常见于肺炎。若将痰液储存于玻璃器皿内久置,可分离为三层:上层为黏液,中层为浆液,下层为脓液。

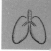

（2）黄绿色：多见于铜绿假单胞菌感染。

（3）铁锈色：见于持续性出血，如肺结核、肺炎、肺坏疽、肺癌、肺吸虫病等。

（4）鲜红色：见于新鲜出血，如肺梗死、急性心力衰竭、肺癌、结核空洞等。

（5）臭味：正常痰液无臭味，有细菌感染时才发出恶臭，如肺脓疡、肺坏疽等，臭气甚强。

（6）粉红色泡沫痰：是由各种原因如输液过多、过快引起的肺水肿或左心力衰竭的表现。

2. 痰量

长期咳痰是慢性支气管炎的主要症状，在支气管扩张、急性支气管炎、大叶性肺炎消散期、肺脓肿或肺结核治疗期间，若痰量逐渐减少，则表明治疗用抗菌药物有效；若在治疗期间痰量突然增多，可能是细菌出现耐药性的早期征象。肺脓肿治疗期痰液突然明显减少，可能有急性支气管阻塞，在此种情况下可以使用支气管镜进行治疗性痰液引流。肺泡癌可存在大量稀薄痰液。肺包虫囊破裂时可咳出大量白色痰液，并且可能并发脓胸。肺脓肿及支气管扩张症患者也可咳出大量脓性痰。

3. 细菌和寄生虫检验

痰涂片进行革兰染色对于肺部感染的早期诊断颇为重要。若痰内发现大量的葡萄球菌和革兰阴性杆菌，为抗菌治疗的指征。痰内发现抗酸杆菌，绝大多数病例中是活动性肺结核的证据，可以进行抗结核治疗。痰中发现硫磺颗粒，提示为放线菌病。痰涂片中还可查出酵母菌和球孢子菌体。此外，根据具体

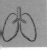

情况可进行一般细菌培养和厌氧菌培养。

4．肿瘤细胞学检验

肿瘤细胞学检验应多次痰液送检，并由有经验的病理科医师进行检验。据文献报告，该检验对肺癌的诊断准确率在75％左右，但对转移性肺癌的准确性较差。另外，也可以用纤维支气管镜作选择性的肺段冲洗，所获得的痰液标本也可检出肿瘤细胞。

5．其他检验

痰涂片经瑞氏染色后，若发现多形核细胞占优势，表明肺部有急性感染。嗜酸性细胞增多可见于支气管哮喘和嗜酸性细胞增多症肺炎，支气管哮喘患者痰直接涂片镜检可见夏科雷登结晶体和柯西曼螺旋体。痰脂肪染色发现噬脂细胞是继发于矿物油吸入引起的脂质性肺炎的有力证据。痰内巨噬细胞中发现含铁血黄素，提示慢性肺出血，见于特发性肺含铁血黄素沉积症。痰内若发现弹力纤维，可反映肺组织破坏，见于坏死性肺炎或其他损伤性肺部病变。

（邰文静　杨海燕）

第二节　血气分析和酸碱平衡

血液酸碱平衡是指机体通过调节功能使血液中 H^+ 浓度保持在正常范围，机体内组织细胞必须处于合适的氢离子浓度下，才能完成它们正常的生理活动。在生命活动过程中,体内不可避免地不断生成含酸性(如碳酸、乳酸等)和碱性(如 HCO_3^-、HPO_4^- 等)代谢产物。此外,还有相当数量的酸性和碱性物质随食物进入体内。在正常情况下,生物体内的酸性和碱性物质总是保持一定的数量和比例,使体液的酸碱度(pH)能够稳定在一定范围内。机体这种处理酸性、碱性物质的含量和比例,维持体液 pH 恒定的过程,称为酸碱平衡。在生理状态下,血液中的氢离子浓度保持在一个很窄的范围,即 pH 为 $7.35\sim7.45$,这主要是依赖于血液内一些酸性和碱性物质以一定的比例所构成的缓冲体系来完成的,而维持这种比例的恒定又取决于肺的呼吸和肾脏的排泄功能。

血液 pH 可由 H—H 方程计算,即:

$$pH = PK + \lg\frac{(HCO_3^-)}{(H_2CO_3)}$$

从上式可见,只要维持 $\frac{(HCO_3^-)}{(H_2CO_3)}$ 比例为 20：1,即能维持血液 pH 的恒定。

正常参考值

血气和酸碱分析各项检测指标的正常值及含义分述如下:

1. 血液 pH

血液 pH 即血浆中 H^+ 浓度的负对数值,正常为 $7.35\sim7.45$,平均为 7.4。pH$>$7.45 称为碱血症,pH$<$7.35 称为酸血症。若以[H^+]表示,正常值为 $45\sim35$ mmol/L。

2. 二氧化碳分压（PCO_2）

二氧化碳分压是指血液中溶解的 CO_2 所产生的张力。

动脉血测定，正常范围 $1.67\sim6.00$ kPa（$25\sim45$ mmHg），平均 5.33 kPa（40 mmHg），静脉血 $5.19\sim6.92$ kPa（$39\sim52$ mmHg），平均 6.00 kPa（45 mmHg）。

3. 二氧化碳结合力（CO_2CP）

二氧化碳结合力是指静脉血浆中 HCO_3^- 及 H_2CO_3 所含 CO_2 的总量。在标准条件（37 ℃大气压力 760 mmHg）下，正常值为 $22\sim29$ mmol/L，平均为 25 mmol/L，或 50 vol% $\sim$ 60 vol%，平均 56 vol%。

4. 标准碳酸氢盐（SB）

标准碳酸氢盐是指在 38 ℃、PCO_2 40 mmHg 和血红蛋白完全氧合的条件下所测得的 HCO_3^- 的含量，不受呼吸影响。正常动脉血 SB 为 $21\sim25$ mmol/L，平均为 24 mmol/L。

5. 实际碳酸氢盐（AB）

实际碳酸氢盐是指血浆中 HCO_3^- 的实际含量，受呼吸因素影响。正常动脉血 AB 为 $21\sim25$ mmol/L，平均为 24 mmol/L。

6. 缓冲碱（BB）

缓冲碱是指血液中具有缓冲作用的阴离子浓度总和，包括血中 HCO_3^-、血红蛋白、血浆蛋白和 HPO_4 等。全血 BB 正常值为 $45\sim55$ mmol/L，平均为 50 mmol/L。

7. 剩余碱（BE）

剩余碱是全血或血浆在标准条件下（38 ℃，PCO_2 40 mmHg）下，用酸或碱滴定 pH 至 7.4 时所消耗的酸量或碱量，BE 正常

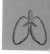

范围为$-3\sim+3$ mmol/L。

8. 二氧化碳总量（TCO_2）

血液总二氧化碳含量包括（H_2CO_3）和（HCO_3^-）等中的 CO_2 含量。正常动脉血 TCO_2 为 $23.0\sim27.0$ mmol/L，平均为 25.2 mmol/L；静脉血 TCO_2 为 $23\sim29$ mmol/L，平均为 26.4 mmol/L。

9. 血液氧含量（O_2C）

血液氧含量为全血氧含量，正常动脉血 O_2C $6.8\sim9.9$ mmol/L（$15\sim22$ mL/dl），静脉血 O_2C $4.5\sim7.2$ mmol/L（$10\sim16$ mL/dl）。

10. 氧分压（PO_2）

氧气压是指血液中溶解的氧分子所产生的压力，PO_2 正常值为 $12.6\sim13.3$ kPa（$95\sim100$ mmHg），随年龄的增加而有所下降。新生儿 PO_2 为 $8.0\sim12.0$ kPa（$60\sim90$ mmHg）。

11. 血氧饱和度（O_2Sat）

血氧饱和度是指血液中血红蛋白在一定的 PaO_2 下和氧气结合的百分比。正常的动脉血 O_2Sat 为 $0.9\sim1.0$ V（$90\%\sim100\%$），静脉血 O_2Sat 为 $0.64\sim0.88$ V（$64\%\sim88\%$）。

12. 阴离子间隙（AG）

根据电中性的原理，血清中阳离子与阴离子之总数应相等，各为 155 mmol/L，在阳离子中 Na^+ 占 90%，在阴离子中 Cl^- 和 HCO_3^- 占 85%。当测定 Na^+、Cl^-、HCO_3^- 后，血浆中未测定之阴离子减去未测定之阳离子即为阴离子间隙，即：$AG=(Na^++K^+)-(Cl^-+HCO_3^-)$。AG 正常值为 12 mmol/L，范围在 $8\sim16$ mmol/L。

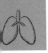

临床意义

1. 血液 pH

发生酸碱平衡紊乱时，凡血中任何促进 H_2CO_3 增加或 HCO_3^- 降低的因素都可使血 pH 降低，表现为酸中毒；反之，H_2CO_3 降低或 HCO_3^- 增加，都可使血 pH 上升，表现为碱中毒。由于机体通过肺脏和肾脏进行调节，使血中 HCO_3^- /H_2CO_3 保持在 20：1。虽然 HCO_3^- 和 H_2CO_3 绝对值有所改变，但 pH 仍维持在正常范围，称为代偿期酸中毒。当 HCO_3^- 和 H_2CO_3 比值不能保持 20：1 时，则 pH$<$7.35 或 pH$\geqslant$7.35，前者为失代偿期酸中毒，后者为失代偿期碱中毒。pH 变动只是酸碱平衡总的结果，不能区分为代谢性、呼吸性、单纯性或混合性。近年来，多以 mmol/L 直接表示 H^+ 浓度，正常为 45～35 nmol/L，pH 越低，H^+ 浓度越高。

pHnR 是正常呼吸情况下的 pH，即假定患者的 $PaCO_2$ 为 5.33 kPa 时的 pH。因此，pHnR 可认为是反映代谢性酸碱平衡的参数。当比较 pHnR 和 pH 不同时，可了解呼吸因素的影响及其影响程度。在正常情况下，pH 应等于 pHnR，若 pHnR$\geqslant$pH，说明有呼吸性酸中毒；反之 pHnR$<$pH，则说明有呼吸性碱中毒。pHnR 还可推测呼吸功能恢复后 pH 的改变。例如，呼吸功能不佳时，pHnR 是 7.50、pH 是 7.35，可以预料当呼吸立即恢复正常后，pH 可以从 7.35 升高至 7.50。pH 的正常范围与治疗满意范围含义不同。pH 治疗满意范围为 7.30～7.50，在此 pH 范围，正常生活酶系统的互动无影响。因此，纠

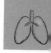

正酸中毒时只要使 pH 达到治疗满意范围即可,并非一定要使 pH 达到正常范围。

2. 二氧化碳分压(PCO_2)

PCO_2 直接受呼吸的调节,是反映呼吸性酸碱平衡的重要指标。PCO_2 高于正常,为 CO_2 积蓄,见于呼吸性酸中毒,亦可见于代谢性碱中毒代偿期;PCO_2 低于正常,为 CO_2 排出过多,见于呼吸性碱中毒,亦可见于代谢性酸中毒代偿期。

3. 二氧化碳结合力(CO_2CP)

CO_2CP 数值降低,见于代谢性酸中毒或代偿后的呼吸性碱中毒;数值增高,见于代谢性碱中毒或代偿后的呼吸性酸中毒。若能除外原发性呼吸因素,则 CO_2 结合力降低可反映代谢性酸中毒,升高为代谢性碱中毒。

4. 标准碳酸氢盐(SB)

SB 是反映代谢性酸碱平衡失常的指标。碳酸氢盐和碳酸主要缓冲机体代谢中所产生的固定酸和碱,因疾病或其他原因使固定酸或碱增加时,则两者浓度发生相应改变。SB 不受呼吸因素的影响,当代谢性酸中毒时,SB 下降;代谢性碱中毒时,SB 上升。

5. 实际碳酸氢盐(AB)

AB 也是反映机体代谢性酸碱平衡失常的重要指标,但其变化受到肺和肾脏功能的影响。比较分析 AB 与 SB 的改变,有助于判断酸碱平衡失调的性质。正常情况下两者相等,且都在正常范围。两者相等,但数值均高于正常,表示代谢性碱中毒;两者相等,但低于正常,提示代谢性酸中毒;SB 正常或升高,

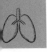

AB>SB,表示有 CO_2 滞留,可能为呼吸性酸中毒;SB 正常或降低,AB<SB 表示 CO_2 排出增加,可能为呼吸性碱中毒。

6．缓冲碱(BB)

BB 主要反映机体中固定酸的能力,其意义与 AB 基本相同,代谢性酸中毒时 BB 降低,碱中毒时 BB 增加。BB 不受 PCO_2 及血红蛋白饱和度影响,但随血红蛋白及血浆蛋白的浓度而改变。如血中碳酸氢盐正常,BB 减低,则可能是血红蛋白过低所致。

7．剩余碱(BE)

BE 能直接反映血中缓冲碱较正常增加或减少的量,是观察代谢性酸碱平衡改变的实用指标。用酸滴定者为碱过剩,以正值表示,表示缓冲碱增加,固定酸不足;用碱滴定者为碱缺乏,以负值表示,表明缓冲碱减少,固定酸增加。呼吸性酸中毒或碱中毒时,由于肾脏的调节作用,BE 也可增加或减少,但其改变不如代谢性酸碱平衡失调明显。

8．二氧化碳总量(TCO_2)

TCO_2 主要反映代谢性酸碱平衡失调。代谢性酸中毒时 TCO_2 降低,代谢性碱中毒时 TCO_2 升高。

9．血氧含量

动脉血氧含量降低见于供氧不足、呼吸道阻塞、贫血、肺气肿及右向左分流的先天性心脏病等,静脉血氧含量降低见于局部血液淤滞、休克及心肺衰竭等。氧含量受氧分压的影响,氧分压增加可提高氧含量,如在高压氧治疗时可增加血氧含量。氰化物中毒时,由于组织摄取氧能力降低,静脉血氧含量可增加,

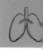

动静脉瘘时其向心端静脉血含量增加。上腔静脉血来自上肢和头部,氧含量较低;下腔静脉血液来自下肢、肝和肾脏等处,氧含量较高;冠状静脉窦静脉氧含量最低,因而右心各部氧含量有一定的差别。

10. 氧分压(PO_2)

动脉血 PO_2 是反映心肺功能的重要指标,它可表示缺氧程度。动脉血 $PO_2 \leqslant 8$ kPa(60 mmHg)称为低氧血症,$\leqslant 30$ mmHg 为严重缺氧,可危及生命。静脉血 PO_2 降低,见于休克及充血性心力衰竭。测定血 PO_2 还可指导高压氧治疗。

肺泡动脉血氧分压差 $P(A-a)O_2$ 是指肺泡氧分压(PaO_2)和动脉血氧分压 PAO_2 之差,是反映换气功能的指标,正常为 $1.33 \sim 2.66$ kPa($10 \sim 20$ mmHg)。其数值随年龄的增长而增大,在呼吸功能不佳时,其数值越大,预后越差。P50 是指血红蛋白 50% 饱和时的 PO_2,正常情况下,即 pH = 7.4,PCO_2 = 5.33 kPa(40 mmHg),P50 为 3.54 kPa(26.6 mmHg)。它反映血液转运氧的能力和血红蛋白对氧亲和力。当 P50 增高,说明氧离解曲线右移,氧释入组织增加;P50 减少,说明曲线左移,氧释入组织减少。若 P50 太低,即使氧饱和度较高,也难免发生组织缺 O_2。若 P50 增加,虽氧饱和度偏低,组织可能无明显缺氧。因此,P50 可作为临床氧治疗的观察指标。

11. 血氧饱和度(O_2Sat)

动脉 O_2Sat 降低见于肺换气或通气功能障碍性疾病,如肺炎、肺气肿、供氧不足、呼吸道阻塞、呼吸肌麻痹及右向左分流的先天性心脏病等。

12. 阴离子间隙

降低:见于低蛋白血症、低磷酸盐血症、高钾、高钙、高镁血症、锂中毒及多发性骨髓瘤。

升高:见于肾功能不全、乳酸中毒及酮症酸中毒、严重低血钾、低钙血症、低镁血症。

13. 单纯型酸碱失衡的判断

首先必须强调酸碱失衡的判断必须结合病史、治疗情况及血清电解质等实验室检测结果进行综合分析,才能获得正确的结论。单纯型酸碱失衡分为代谢性酸、碱中毒和呼吸性酸、碱中毒。代谢性酸、碱失衡首先发生改变的是反映代谢因素的指标(如 BE、SB、AB 等)。呼吸性酸、碱中毒,PCO_2 最先发生改变,而反映代谢性因素的指标变化则是一种代偿性表现,根据其代偿情况又分为代偿期和失代偿期。一般可将反映酸碱状态的参数分为三类,即 pH、代谢参数(如 BE、SB、AB 等)和呼吸参数(如 $PaCO_2$)。在这三类参数中,当一个分量原发性改变,另一分量可呈继发性改变。经调节后 pH 仍可维持正常范围时,称为代偿性酸碱失衡;反之,为失代偿期。

(1)代谢性酸中毒:表现为 AB↓、BE↓、$PaCO_2$↓、pH↓ 或正常。临床上常发生于严重缺氧、休克、腹泻、肾衰竭、糖尿病酸中毒和饥饿等。根据 AG 增高与否,可分为高 AG 代谢性酸中毒和正常 AG 代谢性酸中毒。

(2)代谢性碱中毒:表现为 AB↑、BE↑、$PaCO_2$↑。由于 $PaCO_2$↑、pH 可为正常或升高,临床上常发生于持续性呕吐,胃肠减压,补碱过多、低血钾和使用利尿剂后。

（3）呼吸性酸中毒：表现为 AB↑、BE↑、$PaCO_2$↑，急性期 pH↓，慢性期 pH 可为正常。临床上见于各种原因引起呼吸道阻塞所致的呼吸衰竭。

（4）呼吸性碱中毒：表现为 $PaCO_2$↓、AB↓、BE↓、pH↑，代偿期为正常，临床上常发生于肺通气过度，如高热及使用人工呼吸机致通气过度。

14. 混合型酸碱失衡的判断

酸碱平衡常是复合性的，可有两种甚至两种以上的单纯型酸碱平衡同时出现，因而临床上表现错综复杂。

（1）呼吸性酸中毒合并代谢性酸中毒：两者结合时酸中毒表现为 pH↓，明显 $PaCO_2$↑，AB↓，BE↓（负值增大）。临床上常见于肺心病合并感染性休克或肾衰竭。

（2）呼吸性酸中毒合并代谢性碱中毒：两者结果相互抵消，表现为 pH 正常或下降，$PaCO_2$↑、AB↑、BE↑（正值增大）。临床上常见于肺心病急性发作多次使用利尿剂后。

（3）代谢性碱中毒合并呼吸性碱中毒：两者结合时碱中毒加剧，表现为 pH↑明显，$PaCO_2$↓，AB↑，BE↑（正值增大）。临床上见于充血性心力衰竭，患者用排钾利尿剂导致缺钾性代谢性碱中毒，又因呼吸过度而发生呼吸性碱中毒。

（4）代谢性酸中毒合并呼吸性碱中毒：两者结合结果相互抵消，表现为 pH 可在正常范围，AB↓，BE↓（负值增大），$PaCO_2$↓。临床上见于糖尿病酮症酸中毒或肾功能不全合并感染高热、呼吸过度等。

（5）代谢性酸中毒合并代谢性碱中毒：两者结合结果相互

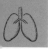

抵消，pH 可在正常范围，AB、BE 亦可互相抵消。根据两者中毒的严重程度的不同，表现可有不同。诊断时应结合临床表现、电解质测定和 AG 综合判断。临床上见于肾衰竭患者伴严重呕吐或补碱过度。

（陈韫炜　丁荣梅）

第三节　过敏性哮喘诊断试验

过敏性哮喘主要发病机制是以 IgE 或 IgG 介导的 Ⅰ 型变态反应。查明致喘性过敏原类型和性质，对哮喘防治具有一定的临床价值。病史可能为过敏原提供线索，而实验室检查则能提供客观证据。检测过敏原方法可分为体内和体外两种。体内试验包括皮肤试验、被动皮肤转移试验和支气管激发试验，体外试验是采用不同方法来直接或间接检测 IgE 抗体含量或活性。

临床意义

1. 皮肤试验

特应性患者先接触过过敏原，并已诱导产生特异性的 IgE，且黏附于皮肤或黏膜肥大细胞表面的 IgE 受体上。这时患者再与皮肤试验的过敏原相接触即起反应而释放出过敏介质，使皮肤局部产生风团、红晕或瘙痒感。方法有皮内试验，即皮内注入过敏原浸液及挑刺试验，将过敏原浸液滴于皮肤上，用针尖刺破皮肤，以不出血为度。皮肤试验对大部分过敏性哮喘患者有诊断意义。

2. 支气管激发试验（BPT）

该实验可采用非特异性物质吸入和特异性抗原吸入，由于该试验要有一定的设备，操作复杂，费时多，要在哮喘缓解期进行，偶尔可引起全身性反应，目前国内仅有少数单位进行。

3. 血清特异性 IgE 测定

过去采用放射免疫分析法，由于结果存在假阳性率和假阴性率高达 15%～20%，且又需同位素仪器和设备，故国内应用的单位也不多。目前多数采用 ELISA 法，阳性符合率高，适用于临床。据国内文献报告符合率在 80%～90%。由于该法只能测出过敏性哮喘患者血清中 IgE 抗体含量，对于与临床过敏症状密切相关的因素，如 IgE 与肥大细胞、嗜碱性粒细胞的结合能力及这些效应细胞在抗原抗体作用后释放出化学介质的能力等，不能反映出来。

4. 嗜碱性粒细胞组织胺释放试验（HRBT）

HRBT 旨在检测结合于嗜碱性粒细胞表面的 IgE 抗体及其相应抗原作用下释放介质的能力。因为引起哮喘发作的速发型超敏反应取决于致敏（表面结合有特异性 IgE 抗体）的嗜碱性粒细胞和肥大细胞在相应抗原刺激下释放化学物质介质的反应性，以及靶细胞对这些介质的反应性，而非直接取决于循环的 IgE 抗体水平。测定该项目对研究哮喘的发病机制、估计机体的过敏状态有价值，同时也可以作为哮喘患者长期接受减敏治疗的一项有价值的观察指标。

5. 嗜碱性粒细胞脱颗粒试验(BDT)

BDT 是观察嗜碱性粒细胞形态变化,根据嗜碱性粒细胞总数和脱颗粒嗜碱性粒细胞百分率来判定结果。BDT 与患者临床过敏症状,与 RAST 检测结果的符合率在 80% 左右,其有高度的过敏原特异性。本试验可用于研究脱敏治疗机制,判定脱敏治疗结果。但需注意的是,患者外周血的嗜碱性粒细胞数低于 $20 \times 10^7/L$ 不能用此法检验。

(陈韫炜　杨海燕)

第四节　血液常规检验项目及其他相关检测项目

肺部疾病感染时,中性粒细胞会增加,有时还会伴有中毒颗粒,嗜酸性粒细胞增加常提示过敏因素、曲霉或寄生虫感染。其他血清学抗体试验,如荧光抗体、免疫电泳 ELISA 测定等,对于病毒、支原体和细菌感染的诊断有一定的临床价值。新近报告,测定血清白细胞介素(IL-8、IL-18、IL-36)水平的变化对肺部的感染治疗前后效果观察有一定的临床价值。另外,胸腔积液检查和胸膜活检,常规胸腔积液检查可明确渗出液和漏出液。检查胸腔积液的溶菌酶、ADA、CEA 及进行染色体分析有助于结核性与恶性胸腔积液的鉴别。脱落细胞和胸膜病理活检对明确肿瘤或结核有诊断价值。

第七章 肺部疾病的特种检验项目及意义

第一节 前列腺素(PG)

前列腺素(PG)是一组由 20 个碳原子组成的不饱和脂肪酸,其结构中含有一个五碳环和两条侧链。根据五碳环或整个分子结构的不同,将 PG 分为 A、B、C、D、E、F、G、H、I 等型,其中研究较多的是 E、F、A、B 及 I 型。不同类型的 PG 其生物学作用亦不同。PG 的前身是构成细胞膜磷脂的多价不饱和脂肪酸,主要是 24 碳四烯酸,即花生四烯酸,另外,还有两种含量较少的脂肪酸,即 21 碳三烯酸和 24 碳五烯酸。这三者可分别转化为 PG_2、PG_1 和 PG_3。

PG 在体内分布广泛,是一种对各个器官系统都具有调节作用的生物活性物质,其中肺是 PG 合成、释放和灭活的主要场所,也是人体内含 PG 浓度最高的组织之一。肺内富含 PG 合成酶的前体(花生四烯酸和血液 γ-亚油酸),在合成酶的作用下

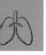

生成前列腺素内过氧化物 PGC_2 和 PGH_2，进而转化成为 PGE、$PGF2a$、PGA_2、$PG1_2$ 及血栓素 TXA_2、TXB_2 等。

试验资料表明，PG 不能储存，合成后随即释放。由于 PG 在分解代谢方面的这些特点，血中 PG 含量一般都很低，在 pg 水平。半衰期仅 $1\sim5$ min，但部分 PG 并不进入血循环，故 PG 可能是一种对附近细胞活动进行调节的局部激素。PG 在肺内迅速代谢灭活的场所是内皮细胞，15 羟 PG 脱氢酶使 PG 氧化为 15 酮化合物而丧失大部分活性。PG 的代谢产物主要由尿排出，少量的由粪排出。

1. PG 的生理作用

PG 的生理作用非常广泛，主要有舒张全身动脉血管、增加肾血流量、排尿利钠、调节血压、影响血小板的聚集和抑制胃液分泌的作用，通过环磷酸腺苷 CAMP 系统影响内分泌激素的合成和释放等。

2. PG 对肺的作用

（1）PG 对支气管平滑肌的作用：PG 可使支气管平滑肌松弛，$PGF2a$ 可使之收缩。雾化吸入或静脉输入 $PGF2a$，可使支气管平滑肌收缩，气道阻力增加，1 秒用力呼气流速和最低呼气中段流速降低，肺顺应性降低，这一作用不因应用阿托品和抗组胺药物而改变，也不受 5-羟色胺（5-HT）、慢反应物质（SRS-A）及 α 或 β 肾上腺能药物的影响。

（2）PG 对肺循环的影响：PG 及其前体、中间产物和有关代谢物具有很强的肺血管收缩效应，这一作用对于调节肺循环血量，适应生理和病理的需要有重要意义，$PGF2a$ 可使犬的肺动脉压升高,心输出量增加。PGEI 可降低肺血管阻力并增加心输出量。

（3）PG 对动脉血压的影响:PG 可使动脉血压下降,PGA 和 PGE 直接作用于小动脉,PGA 的作用较迟缓.PGE 的作用是即刻的。两者的作用时间均很短暂。

（4）血栓素 A2(TXA$_2$),主要是在血小板凝聚过程中产生,又是很强的血小板凝聚剂。其作用比前列腺素 E2(PGE2)强 2000 倍,比血管紧张素强 100 倍,能引起血管平滑肌强烈收缩。肺纤维母细胞和白细胞也合成 TXA$_2$,TXA$_2$ 的半衰期只有 30 秒,经水解后即变为活性甚微的 TXB$_2$,TXB$_2$ 没有 TXA$_2$ 的作用,但具有促进细胞 DNA 合成、诱导白细胞的作用。

3. 参考值

关于 PG 的正常参考值,各研究者报告差异较大。这可能与实验室条件和标本采集有关。据 Jaffe 等报告,正常参考值如表 7-1 所示。

表 7-1　血浆前列腺素含量　　(X±SD;pg/mL)

	性别	PGE$_1$	PGA$_1$	PGT$_2$
正常人	男	425±53	2 012±101	711＋42
	女	488±71	1 691±145	698±38
肺心病		719±87	1 812±157	564±104

（杨海燕　邰文静）

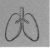

第二节 血管紧张素

1. 生化特性

血管紧张素（AT）是一种肽类血管活性物质，是肾素血管紧张素醛固酮系统的组成部分，共分为三种：AT-Ⅰ（10 肽）、AT-Ⅱ（8 肽）、AT-Ⅲ（7 肽）。血管紧张素原在肾素的作用下转变为活性较低的 AT-Ⅰ。AT-Ⅰ 在血管紧张素转化酶的作用下转化为 AT-Ⅱ。AT-Ⅱ 有很强的血管收缩作用，约为 AT-Ⅰ 的 50 倍，并可加强 PGF2a、5-HT 等的肺血管收缩作用，但对支气管平滑肌的收缩作用甚微。AT-Ⅱ 在血管紧张素酶的作用下水解为无活性肽与 AT-Ⅲ。后者的血管收缩作用仅为 AT-Ⅱ 的 1/3～1/2。

2. 生理作用

肺血管内皮细胞内 AT 转化酶含量丰富。所以肺是 AT-Ⅰ 转化为 AT-Ⅱ 的主要场所，95％ 的 AT-Ⅰ 在肺循环中转化为 AT-Ⅱ。故有人认为肺在血压调节中有一定的作用。

肺水肿时，由于 AT 转化酶活性降低以及 AT 酶自肺组织流出，使 AT-Ⅱ 产生减少和灭活增加，是导致肺水肿时血压降低的因素之一，此时血清 AT-Ⅱ 含量常低下。

3. 参考值

普食卧位时血清 AT-Ⅱ 为（20.1～97.1）pg/mL。

（薛宏峰　丁荣梅）

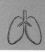

第三节　缓激肽

1. 生化特性

缓激肽(BK)为 9 肽,与胰激肽(10 肽)、蛋氨酰胰激肽(11 肽)同属于血管舒缓素激肽系统。肺内含有丰富的激肽释放酶原,激肽是由血浆 a_2 球蛋白中的激肽原,在激肽释放酶的作用下产生。

2. 生理作用

BK 是最主要的一种激肽,具有强效血管活性作用,可引起体循环血管扩张、肺静脉明显收缩、肺动脉被动扩张。它对支气管平滑肌具有先收缩、后舒张的作用,给人吸入 0.5％的 BK 气雾剂可以诱发哮喘。BK 不在肺内储存,它在循环中通过一次,灭活率可达 80％～99％。支气管哮喘、肺水肿、过敏反应及胰腺炎、感染、烧伤、内毒素和出血性休克时,血管舒缓素原大量活化,缓激肽形成增加。

近来有人提出,肺内激肽酶Ⅱ和血管紧张素转化酶可能是同一个酶,并认为肺可通过对血管紧张素-Ⅱ 1 型受体(AT1)的转化和对 BK 的生成和灭活来调节血压,但仍有不同意见。

3. 参考值

检测尿中 BK 为(24.2＋11.7)ug/24 h。

(何浩明　刘忠伦)

第四节　血管活性肠肽

1. 生化特性

血管活性肠肽(VIP)是首先在十二指肠和空肠的提取液中发现的一种由 28 个氨基酸组成的血管活性多肽,在肺内浓度较高,存在于气道平滑肌肌层、黏液腺周围、支气管壁及支气管神经元和神经末梢,与乙酰胆碱(ACh)共递质。体外试验表明,VIP 对支气管平滑肌的松弛作用较异丙肾上腺素强 50 倍,并可抑制组胺及花生四烯酸代谢产物引起的支气管平滑肌收缩,调节肥大细胞释放组胺。

2. 生理作用

VIP 松弛支气管平滑肌和肺血管平滑肌,调节支气管腺体的水、电解质和大分子物质的分泌,使 PGF2a、血管舒缓素、组胺等所致的支气管平滑肌收缩减少或消失。

3. 参考值

血管活性肠肽正常值为(7.85±4.54)ng/L。

(丁荣梅)

第五节　P 物质

1. 生化特性

P 物质(SP)是非肾上腺素能非胆碱能神经(NANC)中非胆碱能兴奋性(NANC e)神经递质,具有众多生物活性的 11 肽。大量研究表明,感觉神经末梢释放的神经肽或递质所介导的炎症反应称为神经源性炎症,而 SP 是神经源性炎症的重要介质,在免疫系统中亦起着重要调节作用。

SP 存在于感觉神经末梢中,由神经源胞体合成后转运而来,当受到各种刺激(物力、化学、生物性)时,可逆向性释放进入局部组织中。另外,血管内皮细胞、单核巨噬细胞和嗜酸性粒细胞本身具有合成 SP 的能力。

2. 生理作用

已知 SP 是一种舒血管物质,能增强血管通透性,导致血浆渗出和水肿。SP 对多形核白细胞、单核巨噬细胞及 T 细胞具有趋化性或增强其他趋化因子对这些细胞的趋化作用,并促进白细胞黏附、浸润,导致炎性反应的进一步发展。

现已证实在气道平滑肌、上皮及血管和腺体上均有 SP 免疫反应神经及其受体分布,SP 可使人气道平滑肌收缩、腺体分泌增多及血管渗漏,并呈明显剂量依赖性。

3. 参考值

血浆 SP 正常值为(0.50 ± 0.16)nmol/L。

（吉　艳）

第六节　心钠素

1. 生化特性

心钠素（ANF）前体由 126 个氨基酸组成，是 ANF 在心肌细胞中的储存形式，分子中含有一个二硫键，其 C 末端的 28 个氨基酸是 ANF 的活性形式。ANF 是一个利钠、利尿、扩血管及降压的循环激素，它参与机体的水盐代谢的调节，由心房肌细胞分泌。

2. 生理作用

ANF 利钠、利尿，调节水电解质平衡，ANF 可直接松弛血管平滑肌。各肺内组织均含有较高浓度的心钠素样物质，以右上叶含量最高，在下叶和左上叶最低，但各叶含量无显著差异。

3. 参考值

血浆 ANF 正常值分别有人报告为(23.0 ± 2.5)pg/mL 及(58 ± 12)pg/mL。

（吉　艳）

第七节　一氧化氮

1. 生化特性

NO 为氮氧化合物的统称，NO_x 可能更恰当地表示此一系列 10 多个分子家族。NO_x 包含了氮原子的不同氧化状态，有 $1^+ \sim 5^+$。NO 是 2^+ 氮原子氧化状态。内源性 NO 是 NO 合成酶（NOS）作用于 L-精氨酸，从而生成瓜氨酸和 NO。由于 NO 有一不配对电子，为一氧化氮自由基（NO^-），极不稳定，半衰期只有几秒，它迅速与鸟苷酸环化酶的铁分子结合，激活该酶，使 CGMP 生成增加，引起细胞膜功能改变，使平滑肌松弛。外源性 NO 的吸入，也能自肺泡腔透过肺泡壁，到达血管平滑肌，起松弛血管平滑肌的作用。

NOS 是生成 NO 的关键环节，已知 NOS 有原生型（cNOS），主要在内皮细胞、神经细胞中表达，依赖 Ca^{2+} 钙调素被激活。另一为诱导型（iNOS），不需要钙调素或细胞内钙，重要的是可因许多细胞因子如干扰素 γ、白细胞介素-1β、肿瘤坏死因子 α 及内毒素的诱导，使活化的 iNOS 生成超过激活的 cNOS 产生的 NO 量，从而引起不同的病理生理效应。已证实巨噬细胞成纤维细胞、平滑肌细胞、内皮细胞和中性粒细胞中均有 iNOS 存在。

2. 生理作用

因为 cNOS 活化局部产生的少量 NO 对气道局部松弛平滑

肌可能是有益的，但假如因 iNOS 生成 NO 量大，则可能对气道造成不利后果。NO 的舒血管作用可以导致气道充血，也会产生细胞毒效应而使上皮细胞脱落、炎症加重。

（杨海燕）

第八节　弹性蛋白酶

1. 生化特性

弹性蛋白酶普遍存在于哺乳动物的胰腺及胰液中，是胰腺胰泡细胞分泌的一种肽链内切酶，能迅速分解弹性蛋白为其特征。弹性蛋白酶在血中含量极微，仅为胰液中的 1%，它以酶原的形式直接释放入血后，立即与血中的蛋白酶抑制物——α 抗胰蛋白酶和 α2 巨球蛋白结合，而不以游离形式存在。

2. 生理作用

弹性蛋白酶不仅可以水解不溶性的弹力蛋白，还可以作用于多种其他蛋白质的底物，如血红蛋白、纤维蛋白、白蛋白及变性的胶原等。弹性蛋白广泛存在于胰腺、大动脉壁、白细胞、巨噬细胞、血小板及脾脏中，故与动脉粥样硬化、肺气肿、成人呼吸窘迫综合征及衰老等病理过程有关。

3. 参考值

弹性蛋白酶的正常参考值为 $(179+61)\text{ng/dl}$。

（丁荣梅）

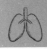

第九节 白三烯

1. 生化特性

白细胞三烯,简称白三烯(LT),是花生四烯酸经 5 -脱氧酶(5-LD)代谢途径形成的代谢产物。花生四烯酸通过磷脂酶作用从细胞膜磷脂双分子层中分离出来,在 5-LD 催化下形成不稳定中间产物 5 -过氧羟基花生四烯酸(S-HPETE),然后转化为环氧化物白三烯(LTA_4),LTA_4 在 LTA_4 水解酶的作用下形成二羟酸白细胞三烯 B_1(LTB_1)或在 LTC_4 合成酶作用下形成 LTC_4,LTC_4 在谷氨酰转肽酶作用下转化为白细胞三烯 D_1(LTD_1),再在二脂酶作用下进一步代谢为 LTE_4。LTC_4、LTD_4 和 LTE_1 由于其分子中都包含一个硫醚连接的肽,故统称为半胱氨酰白烯(CysLTs)。

LTs 的细胞来源广泛,嗜酸性粒细胞、中性粒细胞、肥大细胞、巨噬细胞、嗜碱性粒细胞和单核细胞等均可合成 LTs,气道结构细胞如气道上皮细胞、内皮细胞等亦参与 LTs 的合成。LTs 是通过与特异性受体结合而发挥作用的。

2. 生理作用

LTs 可引起气道平滑肌收缩,LTC_4 和 LTD_4 引起气道平滑肌收缩的能力比组胺及血小板活化因子至少强 1 000 倍。LTs 可使血管通透性增加,黏液分泌增加,促进气道结构细胞如

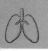

上皮细胞、成纤维细胞、血管平滑肌细胞等的繁殖，从而参与气
道的重塑。

（吕晶晶）

第十节　白细胞介素

白细胞介素（IL）是来自单核巨噬细胞、T 细胞所分泌的某
些非特异性发挥调节和在炎症反应中起作用的因子，已正式命
名的白细胞介素有 IL-1～IL-15。

一、IL-5

在人类 1L-5 主要由活化 T 细胞产生，它可促进 IgA 合成，
对 IgM 的分泌也有促进作用。

1. 生理作用

趋化人嗜酸性粒细胞，延长成熟嗜酸性粒细胞的存活时间，
刺激人和小鼠嗜酸性粒细胞的功能，诱导嗜酸性粒细胞分化。

2. 正常值

100～200 mg/L（ELISA 法）。

二、IL-6

淋巴样和某些非淋巴样细胞均可产生 IL-6。

1. 生理作用

IL-6 可促进多种细胞的增殖，可促进细胞分化，与临床上多种疾病的发生发展密切相关。

2. 正常值

10.8±5.1 pg/mL（ELISA 法）。

三、IL-8

IL-8 是由单核细胞产生的一种中性粒细胞趋化因子。

1. 生理作用

趋化和激活中性粒细胞，刺激其产生白三烯，趋化嗜酸性粒细胞，并刺激其释放组胺，可能与速发型超敏反应的发生有关。另外，IL-8 亦趋化 T 淋巴细胞，对细胞的增殖和分化及免疫起调节作用。

2. 正常值

0.02～0.08 mg/mL（RIA 法）。

（张艳艳）

第十一节　血管紧张素转化酶

血管紧张素转化酶（ACE）是一种金属蛋白酶，催化无活性的血管紧张素-Ⅰ转变为强烈血管加压作用的血管紧张素-Ⅱ，也可使缓激肽等血管活性物质失活。ACE 的生物合成主要是

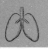

在肺和肾脏的血管内皮细胞完成。在大脑、小肠、胃和肺泡巨噬细胞也有一定量的合成。由于肺毛细血管内皮细胞是血中ACE的主要来源，长期以来人们一直对肺部疾病时血液中ACE的改变进行研究，以期利用血液中ACE改变对肺部疾病的诊断有所帮助。

资料显示 ACE 降低见于肺癌、慢性阻塞性肺疾病、哮喘等肺部疾病。

（邰文静）

第八章　肺部疾病的检验诊断与临床

第一节　肺炎

一、肺炎链球菌肺炎

肺炎链球菌肺炎是由肺炎链球菌所引起的肺炎,约占社区获得性肺炎的半数,通常急骤起病,以发热、寒战、咳嗽、血痰及胸痛为特征。X线胸片呈肺段或肺叶急性炎性突变,近年来因抗菌药物的广泛应用使本病的起病方式、症状及X线改变均不典型。

病因

肺炎链球菌为革兰阳性球菌,多成双排列或短链排列,有荚膜,其毒力的大小与荚膜中的多糖结构及含量有关。根据荚膜多糖的抗原特性,肺炎链球菌可分为86个血清型,成人致病菌为1~9及12型,以第3型毒力最强,儿童则多为6/14/19及23

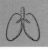

型,本病多在冬春季多见。

临床表现

发病前常有受凉、淋雨、醉酒、病毒感染史,多有上呼吸道感染的前驱症状,起病多急骤,高热,寒战,全身肌肉酸痛,体温通常在数小时内升至 39~40 ℃,高峰在下午或傍晚,患者伴有胸痛,疼痛放射到肩部或腋部、咳嗽、深呼吸加剧,痰少,可带血或铁锈色,偶有恶心、呕吐、腹痛或腹泻,易被误诊为急腹症。本病病程大约 1~2 周,发病 5~10 天,体温可自行骤降或逐渐消退。

检验诊断

1. 血常规:白细胞计数升高,中性粒细胞多在 80% 以上,细胞内有中毒颗粒。

2. 痰直接涂片:可见 G^+ 带荚膜的双球菌或链球菌,即可初步作出病原诊断。

3. PCR 及荧光抗体检测可提高病原学诊断率。

4. 痰培养:24~48 h 可以检测到病原体。

5. X 线检查:早期肺纹理增粗或受累的肺段、肺叶稍模糊。若肺泡内充满炎性渗出物,表现为大片炎性阴影或突变影。

诊断

根据病史,普通 X 线或 CT,适当进行实验室检查和体征检查,细菌性肺炎的诊断并不困难。

鉴别诊断

本病需与急性上呼吸道感染、急性病毒性咽炎和喉炎等相鉴别。根据血象或细菌培养、病毒分离或病毒血清学检查即可明确诊断。

二、葡萄球菌肺炎

葡萄球菌肺炎是由葡萄球菌引起的急性化脓性肺炎症,常发生于有基础疾病,如糖尿病、血液病、艾滋病、肝病、营养不良、酒精中毒、静脉吸毒或原有支气管肺炎病者。本病多急骤起病,高热、寒战、痰脓性,可早期出现循环衰竭,若治疗不及时,病死率较高。

病因

葡萄球菌为 G^+ 球菌,可分为凝固酶阳性的葡萄球菌(主要为金葡菌)及凝固酶阴性的葡萄球菌(主要为表皮葡萄球菌和腐生葡萄球菌等)。葡萄球菌的致病物质主要是毒素和酶,如溶血毒素、杀白血球素、肠毒素等,具有溶血、杀白血球及血管痉挛等作用。凝固酶阳性的金葡菌致病作用强,是化脓性感染的主要原因。

临床表现

本病起病急骤,寒战,高热,体温可达 $39\sim40$ ℃,胸痛,痰脓性,量多,带血丝,全身肌肉、关节酸痛,严重者可出现周围循环衰竭,肺部可出现两肺散在性湿啰音,病变较大或融合时可有肺突变体征,气胸或脓气胸。

检验诊断

1. 血常规:外周血白细胞总数升高,中性粒细胞升高,核左移。

2. 细胞因子水平检测：IL-6、IL-8、IL-18 水平升高。

3. T 细胞亚群检测：CD3 水平降低，CD4、CD8 水平升高。

4. X 线检查：显示肺段或肺叶突变，可形成空洞，或呈小叶状浸润，其中有单个或多发的液气囊腔。另一特征是 X 线阴影的易变性，表现为一处炎性浸润而在另一处出现新的病灶，或很小的单一病灶发展为大片阴影。

诊断

根据全身毒血症状，咳嗽，脓血痰，外周血白细胞升高，中性粒细胞比例增加或有中毒颗粒和 X 线的表现，可作出初步诊断。细菌学检查是确诊依据，可进行痰、胸腔积液和肺穿刺物培养。

鉴别诊断

本病需与其他病原体所致的肺部感染（如肺炎支原体肺炎、肺炎衣原体肺炎等）进行鉴别。

三、肺炎支原体肺炎

肺炎支原体肺炎是由肺炎支原体引起的呼吸道和肺部的急性炎症性改变，常同时有咽炎、支气管肺炎和肺炎。支原体肺炎约占非细菌性肺炎的 1/3 以上，或占各种原因引起的肺炎的 10％，秋冬季节发病率较高。

病因

肺炎支原体是介于细菌和病毒之间，兼性厌氧，能独立生活的最小微生物，主要通过呼吸道传播，健康人吸入患者咳嗽、打喷嚏时喷出的口、鼻分泌物而感染。该病以儿童及青年人居多，病原体通常存在于纤毛上皮之间，不侵入肺实质，肺炎支原体的致病性可能与患者对病原体及其代谢产物的过敏性反应有关。

临床表现

潜伏期约 2～3 周，通常起病较缓慢，主要症状为乏力、咽痛、头疼、咳嗽、发热、食欲不振、腹泻、肌痛、耳痛等，咳嗽为阵发性刺激性呛咳，咳少量黏液，发热可持续 2～3 周，体温恢复正常后仍有咳嗽。肺外表现更为明显，如皮炎，可见咽部充血，儿童可并发鼓膜炎或中耳炎。

检验诊断

1. 血常规：白细胞总数升高，中性粒细胞升高。

2. 免疫学和血清学检查 2/3 患者冷凝集试验阳性，滴度大于 1：32，如滴度逐步升高，诊断价值更大。血清支原体 IgM 测定应用酶联免疫荧光法测定有一定的临床诊断价值。单克隆抗体免疫印迹法、核酸杂交技术及 PCR 检测技术对诊断肺炎支原体肺炎，有重要的临床诊断价值。

3. X 线检查：肺部有多种形态浸润影，呈节段性分布，以肺下野多见，有的从肺门附件向外伸展，病变多在 3～4 周后自行消失，部分患者出现少量胸腔积液。

4. 细胞因子检查：IL-2 水平降低，IL-6、IL-8、IL-32 水平升高。

诊断

需结合临床症状，X 线检查及血清学检验结果作出诊断，培养分离出肺炎支原体对诊断有决定性的意义,但检出率较低。

鉴别诊断

本病需与病毒性肺炎、军团菌肺炎等相鉴别。

四、肺炎衣原体肺炎

肺炎衣原体肺炎是由肺炎衣原体引起的肺部急性炎症,常累及上下呼吸道,可引起咽炎、喉炎、扁桃体炎、鼻窦炎、支气管炎和肺炎。

病因

肺炎衣原体是专性细胞内细菌样寄生物,属于衣原体科,引起人类肺炎的还有鹦鹉热衣原体。肺炎衣原体是一种人类致病原,属于人—人传播,主要是通过呼吸道的飞沫传染,也可能通过污染物传染,免疫力功能低下者易被感染。

临床表现

起病多隐匿,早期表现为上呼吸道感染症状,临床表现与支原体肺炎相似。通常症状较轻,发热、寒战、肌痛、干咳、非胸膜炎性胸痛、头痛、不适、乏力,少有咳血、咽喉痛、声音嘶哑。衣原体感染时可伴有肺外表现,如中耳炎、关节炎、甲状腺炎等。

检验诊断

1. 血常规检查:白细胞总数可正常或稍高。

2. 培养:咽拭子、痰、咽喉分泌物、支气管肺泡灌洗液中直接分离肺炎衣原体。

3. 血清学检查:原发感染者,早期可检查到血清 IgM 抗体,

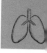

急性期血清标本,如 IgM 抗体滴度≥1:16 或急性期和恢复期的双份血清 IgM 或 IgG 抗体有 4 倍以上的升高。感染者 IgG 滴度≥1:512 或 4 倍增高,或恢复期 IgM 有较大的升高。

4. X 线:胸片表现以单侧、下叶肺泡渗出为主,可有少量到中等量胸腔积液,多在疾病早期出现。肺炎衣原体肺炎常可发展成双侧,表现为肺间质和肺泡渗出混合存在,病变可持续几周。原发感染患者胸片表现多为肺泡渗出,再感染者则为肺泡渗出和间质病变混合型。

诊断

肺炎衣原体感染缺乏特异的临床表现,确诊主要依据病因的特殊实验室检查,如病原体分离和血清学检查,应结合呼吸道和全身症状、X 线检查、病原学和血清学检查综合分析。

鉴别诊断

本病需与支原体肺炎和病毒性肺炎作进一步的鉴别诊断。

五、病毒性肺炎

病毒性肺炎是由上呼吸道感染向下蔓延所致的肺部炎症,可发生在免疫功能正常或抑制的儿童和成人,本病大多发生于冬春季节,暴发或散发流行。

病因

引起成人肺炎的常见病毒为甲型、乙型流感病毒、腺病毒、体流感病毒、呼吸道合胞病毒、冠状病毒等。免疫抑制宿主为疱疹病毒和麻疹病毒的易感者,骨髓移植和器官移植患者易患巨

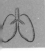

细胞病毒和疱疹病毒肺炎,患者可同时受一种以上病毒感染,并常继发细菌感染,免疫抑制宿主还常继发真菌感染。

临床表现

如发于病毒疾病流行季节,临床症状通常较轻,与支原体肺炎的症状相似,但起病较急,发热、头痛、全身酸痛、咳嗽、少痰或白色黏液、咽痛等呼吸道症状。小儿或老人发生重症病毒性肺炎可表现为呼吸困难、发绀、嗜睡,甚至发生休克,心力衰竭也可发生。

检验诊断

1. 血常规:白细胞计数稍高或正常偏低,直接涂片以单核细胞增多为主。

2. 血沉:通常在正常范围。

3. 痰培养:为无致病菌生长。

4. 细胞因子检测:IL-2 降低,SIE-2R 水平升高。

5. X 线:可见肺纹理增多,小片状浸润或广泛浸润,病情严重者显示双肺弥漫性结节性浸润,但大叶突变及胸腔积液者均不多见。病毒性肺炎的致病原不同,其中 X 线影像亦有不同的特征。

诊断

诊断依据为临床症状及 X 线改变。确诊则有赖于病原学检查,包括病毒分离、血清学检查及病毒抗原的检测。

鉴别诊断

本病需与支原体肺炎、衣原体肺炎等鉴别。

六、传染性非典型肺炎

传染性非典型肺炎是由 SARS 冠状病毒引起一种具有明显传染性，可累计多个器官系统的特殊肺炎，WHO 将其命名为严重急性呼吸综合征（SARS），起病急，发热、干咳、呼吸困难、肺部浸润、抗菌药物治疗无效，人群普遍易感染，呈家族和医院聚集性发病，多见于青壮年，儿童感染率较低。

病因

本病主要是由 SARS 冠状病毒引起，SARS 病毒通过短距离飞沫、气溶胶或接触污染物品传播，其发病机理为 SARS 病毒通过其表面蛋白与肺泡上皮等细胞上的相应受体结合，导致肺炎的发生。病理改变主要显示弥漫性肺泡损伤和炎症细胞浸润，早期的特征为肺水肿、纤维素渗出、透明膜形成、脱屑性肺炎及灶性肺出血等病变。

临床表现

潜伏期 2～10 天，起病急骤，多以发热为前驱症状，体温大于 38 ℃，可有寒战、咳嗽少痰，偶有血丝痰、心慌、呼吸困难或呼吸窘迫，可伴有肌肉关节酸痛、头痛、乏力和腹泻。患者多无上呼吸道卡他症状，肺部体征不明显，部分患者可闻及少许湿啰音或肺实质病变体征。

检验诊断

1. 血常规：白细胞计数不升高或降低，常有淋巴细胞减少，可有血小板降低。

2. 生化检查：血 SGPT、LDH 水平升高。

3. 细胞因子检测：IL-2 水平降低，SIE-2R 水平升高。

4. T 细胞亚群检测：CD3、CD4 水平降低。

5. X 线检查：早期可无异常，约 1 周后逐渐出现肺纹理粗乱的间质性改变，斑片状或片状渗出影，典型的改变为磨玻璃影及肺突变影。病变可在 2～3 天内波及一侧肺野或两肺，约半数波及双肺。

诊断

有与 SARS 患者接触或传染给他人的病史，起病急，高热，有呼吸道和全身症状，血白细胞正常或降低，有胸部影像学的变化，排除其他表现类型的疾病，可以作出 SARS 的诊断。

鉴别诊断

本病需与其他传染性和非传染性肺部疾病相鉴别，尤其注意与流感相鉴别。

七、高致病性人禽流感病毒性肺炎

人禽流行性感冒是由甲型流感病毒某些亚型中的一些毒株引起的急性呼吸道传染病，可引起肺炎和多器官功能障碍，引起许多人致病和死亡。近年有获得 H9N2、H7N2、H7N3 亚型禽流感病毒感染人类的证据。

病因

禽流感病毒属正黏病毒科甲型流感病毒属，可分为 16 个 HA 亚型和 9 个 NA 亚型。感染人的禽流感病毒亚型为

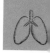

H5N1、H9N2、H7N7、H7N2、H7N3 等,其中感染 H5N1 患者的病情重、病死率高,故称为高致病性禽流感病毒。

临床表现

潜伏期 1～7 天,大多数在 2～4 天主要症状为发热,体温大多持续在 39 ℃以上,可有流涕、鼻塞、咳嗽、头痛、肌肉酸痛和全身不适,部分患者可有恶心、腹痛、腹泻、稀水样便等消化道症状。

重症患者可出现高热不退,病情发展迅速,几乎所有患者都有明显肺炎临床表现,常出现急性肺损伤、急性呼吸窘迫综合征、肺出血、胸腔积液、全血细胞减少、多器官功能衰竭、休克及瑞氏综合征等多种并发症,可继发细菌感染,发生败血症。

检验诊断

1. 血常规:白细胞减少或正常,尤其是淋巴细胞减少,血小板减少。

2. 基因检测:可检测到甲型流感病毒核蛋白抗原或基质蛋白、禽流感病毒 H 亚型抗原,还可用 RT-PCR 法检测禽流感病毒亚型特异性 H 抗原基因。

3. 病毒分离:可从患者呼吸道提取(如鼻咽)分泌物、口腔含漱液、器官吸出物或呼吸道上皮细胞,特别是上呼吸道分离出禽流感病毒。发病初期和恢复期双份血清禽流感病毒亚型株抗体滴度 4 倍或 4 倍以上升高有助于回顾性诊断。

4. 细胞因子检测:IL-2 降低,IL-6、IL-8 升高。

5. T 细胞亚群检测:CD3、CD4、CD8、CD4/CD8 均降低。

6. X 线检查:可表现为肺内片状影,重症患者肺内病变发展迅速,呈大片状毛玻璃样影及肺突变影像,病变后期为双肺弥漫性突变影,可合并胸腔积液。

诊断

根据临床特征,结合实验室检查及 X 线检查,诊断禽流感肺炎并不困难。

鉴别诊断

本病需与普通流感,SARS 等疾病进行鉴别。

（陈韫炜　杨海燕　吕晶晶　薛宏峰）

第二节　肺脓肿

一、概述

肺脓肿是指肺组织坏死形成的脓肿。临床特征为高热、咳嗽和咳大量臭痰,胸部 X 线显示单个或多发的含气液平的空洞。如多个直径小于 2 cm 的空洞称为坏死性肺炎。本病男性发病多于女性,自抗菌药物广泛使用以来,发病率已明显降低。

二、病因

病原体经口、鼻、咽腔吸入致病,正常情况下,吸入物经气道黏液、纤毛运载系统、咳嗽反射和肺巨噬细胞可迅速消除。病原体常为上呼吸道、口腔的定植菌,包括需氧、厌氧和兼性厌氧菌。

90％的肺脓肿患者合并有厌氧菌感染,毒力较强的厌氧菌在部分患者可单独致病,常见的其他病原体包括金黄色葡萄球菌、化脓性链球菌、肺炎克雷白杆菌和铜绿假单胞菌。大肠埃希氏菌和流感嗜血杆菌也可引起坏死性肺炎。根据感染途径,肺脓肿可分为吸入性肺脓肿、继发性肺脓肿和血源性肺脓肿。

三、临床表现

吸入性肺脓肿患者多有齿、口、咽喉的感染灶,或手术、醉酒、劳累、受凉和脑血管等病史。本病急性起病、畏寒、高热、体温达 39～40 ℃,伴有咳嗽,咳黏痰或黏液脓性痰,炎症累及壁层胸膜可引起胸痛,且与呼吸有关,病变范围大时可出现气促。此外,还有精神不振、全身乏力、食欲缺乏等全身中毒症状。如感染不能及时控制,可于发病的第 10～11 天突然出现大量脓臭痰及坏死组织,每日可达 300～500 mL,静置后可分成 3 层。约有1/3 患者可出现不同程度的咯血,偶有中、大量咯血而突然窒息死亡。一般咳出大量脓痰后体温明显下降,全身中毒性症状随之减轻,数周内一般情况恢复正常。肺脓肿破溃到胸膜腔,可出现突发性胸痛、气急,出现脓气胸。部分患者缓慢发病,仅有一般的呼吸道感染症状。血源性肺脓肿多只有原发病灶引起的畏寒、高热等全身脓毒的表现,经数日或数周后才出现咳嗽、咳痰,痰量不多,极少咯血,慢性肺脓肿患者常有咳嗽、咳脓痰、反复发热和咯血,持续数周到数月,可有贫血、消瘦等慢性中毒症状。肺部体征与肺脓肿大小和部位有关。初起时肺部可无阳性体征,或患侧可闻及湿啰音,病变继续发展,可出现肺实变体征,可闻及支气管呼吸音,肺脓腔增大时,可出现空瓮音,病变累及胸膜可闻及胸膜摩擦音或呈现胸腔积液体征。血源性肺脓肿大多无阳性体征,慢性肺脓肿常有杵状指(趾)。

四、检验诊断

1. 外周血象

白细胞计数显著升高,可达$(20\sim30)\times10^9/L$。中性粒细胞在90%以上,核明显左移,常有中毒颗粒。慢性患者外周血白细胞总数可正常或稍高,红细胞数和血红蛋白降低。

2. 细菌学检查

痰涂片革兰染色,痰、胸腔积液和血培养包括需氧和厌氧培养,以及抗菌药物敏感试验,有助于确定病原体和选择有效的抗菌药物,尤其是胸腔积液和血培养阳性对病原体的诊断价值更大。

3. X线胸片检查

早期的炎症在X线表现为大片浸润的阴影,边缘不清,或为团片状浓密阴影,分布在单个或数个片段。在肺组织坏死、肺脓肿形成后,脓液经支气管排出,脓腔出现圆形透亮区及气液平面,其四周被脓腔炎症浸润所环绕,脓腔内壁完整或稍有不规则,经脓液引流和抗菌药物治疗后,肺脓肿周围炎症先吸收,逐渐缩小至脓腔消失,最后仅残留纤维条索阴影。慢性肺脓肿脓腔壁增厚,内壁不规则,周围有纤维组织增生及邻近胸膜增厚、肺叶收缩,纵隔可向患侧移位。并发脓胸时,患侧胸部呈大片浓密阴影。若伴发气胸可见气液平面,结合侧位X线胸片检查可明确肺脓肿的部位及范围大小。血源性肺脓肿,病灶分布单侧或两侧局限炎症或边缘整齐的球形病灶,中央有小脓腔和气液平面,炎症吸收后,亦可能有局灶性纤维化或小气囊后遗阴影。CT则能更准确地定位区别肺脓肿和有气液平面的局限性脓胸,发现体积较小的脓肿和葡萄球菌肺炎引起的肺气肿,并有助于做体位引流和外科手术治疗。

4. 纤维支气管镜检查

此检查有助于明确病因和病原学诊断,并可用于治疗。如有气道内异物,可取出异物使气道引流通畅。疑有肿瘤阻塞,则可取病理标本。还可取痰液标本进行需氧和厌氧菌培养,经纤维支气管镜插入导管,尽量接近或进入脓腔,吸引脓液,冲洗支气管及注入抗菌药物,以提高疗效和缩短病程。

五、诊断和鉴别诊断

1. 诊断

对有口腔手术、昏迷、呕吐或异物吸入后,突发畏寒、高热、咳嗽和咳大量脓臭痰等病史的患者。其白细胞计数总数及中性粒细胞显著增高,X线检查示致密的炎性阴影中有空腔、气液平面,作出急性肺脓肿的诊断并不困难,有皮肤创伤感染疖、痈等化脓性病灶,或静脉吸毒者患心内膜炎,出现发热不退、咳嗽、咳痰等症状,X线胸片示两肺多发性肺脓肿,可诊断为血源性肺脓肿。痰、血培养包括厌氧菌培养及抗菌药物敏感试验,对确定病因诊断和抗菌药物的选用有重要价值。

2．鉴别诊断

本病需与下列疾病相鉴别：

（1）细菌性肺炎

早期肺脓肿与细菌性肺炎在症状和 X 线胸片表现很相似，但常见的肺炎链球菌肺炎多伴有口唇疱疹、铁锈色痰而无大量脓臭痰。X 线胸片检查示肺叶或假性实变或呈片状浅薄炎症病变、边缘模糊不清、没有空洞形成，当用抗菌药物治疗后仍高热不退、咳嗽咳痰加剧并咳出大量脓痰时，应考虑为肺脓肿。

（2）空洞性肺结核继发感染

空洞性肺结核是种慢性病，起病缓慢、病程长，可有长期咳嗽，午后低热、盗汗、食欲缺乏或反复咯血。X 线胸片显示空洞壁较厚，空洞周围炎性病变较少，常伴有条索、斑点及结节状病灶，或肺内其他部位的结核播散灶，痰中可找到结核分枝杆菌。当合并肺部感染时，可出现急性感染症状和咳大量脓臭痰，但由于化脓性细菌大量繁殖，痰中难以找到结核分枝杆菌，此时要详细询问病史。如不能鉴别，可按急性肺脓肿治疗。控制急性感染后，胸片可显小纤维空洞及周围多形性的结核病变，痰结核分枝杆菌可阳转。

（3）支气管肺癌

支气管肺癌阻塞支气管常引起远端肺化脓性感染，但形成肺脓肿的病程相对较长。因有一个逐渐阻塞的过程，毒性症状多不明显，脓痰量亦较少，阻塞性感染由于支气管引流不畅，抗菌药物效果不佳。因此，对 40 岁以上、出现肺同部位反复感染，且对抗菌药物疗效差的患者，要考虑支气管肺癌引起阻塞性肺炎的可能,可送痰液找癌细胞和纤维支气管镜检查,以明确诊断。肺鳞癌也可发生坏死液化、形成空洞,但一般无毒性或急性感染症状,X线胸片示空洞壁较厚,多呈偏心空洞,残留的肿瘤组织使内壁凹凸不平,空洞周围有少许炎症浸润,肺门淋巴结可肿大,故不难与肺脓肿区分。

（4）肺囊肿继发感染

肺囊肿继发感染时,囊肿内可见气液平面,周围炎症反应轻,无明显中毒症状和脓痰,如与以往X线片作对照,更容易鉴别。

（陈韫炜　丁荣梅）

第三节　肺结核

　　肺结核在20世纪仍然是严重危害人类健康的主要传染病,是全球关注的公共卫生和社会问题,也是20世纪重点控制的主要疾病之一。全球有1/3的人(约20亿)曾受到结核分枝杆菌的感染。结核病的流行状况与经济水平大致相关,WHO把印度、中国、俄罗斯、南非、秘鲁等22个国家列为结核病高负担、高危险性国家,全球80%的结核病例集中在欠发达国家。在中国,肺结核的患病率为367/10万,以中青年患者居多,每年约有13万人死于肺结核。

一、病因

肺结核的病原菌为结核分枝杆菌,结核分枝杆菌在分类上属于放射菌分枝杆菌科分枝杆菌属,包括人型、牛型、非洲型和鼠型4类。人肺结核的致病菌90%以上为人型结核分枝杆菌,少数为牛型和非洲型分枝杆菌。典型的结核分枝杆菌是细长、稍弯曲、两端圆形的杆菌。痰标本中的结核分枝杆菌可呈现为T、V、Y型及丝状、球状、棒状等多种形态。结核分枝杆菌抗酸染色呈红色,可抵抗盐酸酒精的脱色作用,故称抗酸杆菌,因此,抗酸染色是鉴别分枝杆菌和其他细菌的方法之一。

二、临床表现

各型肺结核的临床表现不尽相同,但有共同之处。

(1)咳嗽、咳痰:咳嗽、咳痰是肺结核最常见的症状,咳嗽较轻,干咳或少量黏液痰;有空洞形成时,痰量较多;若合并其他细菌感染,痰可呈脓性;若合并支气管结核,表现为刺激性的咳痰。

(2)咯血:约1/3～1/2的患者有咯血,咯血量多少不定,多数患者为少量咯血,少数为大咯血。

(3)胸痛:结核累及胸膜时可表现为胸痛,为胸膜性胸痛,随呼吸运动和咳嗽加重。

(4)呼吸困难:多见于干酪样肺炎和大量胸腔积液患者。

(5)发热:为肺结核的常见症状,多为长期午后潮热,即下午或傍晚开始升高,翌晨降至正常。部分患者有倦怠乏力、盗汗、食欲缺乏和体重减轻等症状。育龄女性患者可以有月经不调。

肺结核体征取决于病变性质和范围，病变范围较小时，可以没有任何体征，也可能有渗出性病变及支气管呼吸音和细湿啰音。较大的空洞性病变听诊时也可以闻及支气管呼吸音。当有较大范围的纤维条索形成时，气管向患侧移位，患者胸廓塌陷，叩诊呈浊音，听诊呼吸音减弱并可闻及湿啰音。结核性胸膜炎时有胸腔积液体征，气管向健侧移位，患侧胸廓望诊饱满，触觉语颤减弱。叩诊呈实音，听诊呼吸音消失，支气管结核可有局限性哮鸣音。少数患者也可有类似风湿热样表现，称为结核性风湿症，多见于青少年女性，常累及四肢大关节，在受累关节附近可见结节性红斑或环形红斑间歇出现。

三、检验诊断

1. 血象

白细胞计数一般正常，分类计数淋巴细胞数增高、单核细胞稍高，大量咯血会出现红细胞计数和血红蛋白浓度降低。

2. 痰涂片检查

痰涂片检查为简单易行的可靠方法，但欠敏感。每毫升痰中含 5 000～10 000 个细菌可获阳性结果。采用抗酸染色法可检查出抗酸杆菌，痰检测出抗酸杆菌，但不能区分是结核分枝杆菌还是非结核性分枝杆菌。由于非结核性分枝杆菌少，故痰液中检出抗酸杆菌有重要的临床价值。

3. 结核分枝杆菌培养法

结核分枝杆菌培养法为结核的诊断提供最可靠的结果，为诊断结核病的"金标准"。但这种方法培养时间较长,需 2～6 周,近年来有报道采用罗氏法缩短了培养时间,约 2 周可获得结果。

4. PCR 检测

抗酸样本检测 DNA 片段,色谱技术检测结核硬脂酸和分枝杆菌等菌体特异成分及采用免疫法检测特异性抗原和抗体等,使结核病的快速诊断取得了长足的进步。

5. X 线诊断

胸部 X 线检查是诊断结核病的重要方法,可以明确早期轻微的病变,确定病变的范围、形态、密度与周围组织的关系。肺结核的影像学特点是病变多发生在上叶的尖后段和下叶的背段,密度不均匀,边缘较清楚和变化较慢,易形成空洞和播散病灶。诊断最常用的摄片方法是正侧位胸片,常能将心影、肺门血管、纵隔等遮掩的病变及中叶和舌叶的病变显示清晰。

6. CT 检查

CT 检查能提供横断面的图像,减少重叠影像,易发现隐蔽的病变而减少微小病变的漏诊,比普通胸片显示更早期微小的粟粒结节,能清晰地显示各型肺结核病变的特点和性质。该法常用于肺结核的诊断及胸部其他疾病的鉴别诊断,也可用于引导穿刺、引流和介入性治疗等。

7. 纤维支气管镜检查

纤维支气管镜检常应用于支气管结核和淋巴结支气管瘘的诊断。支气管结核表现为黏膜充血、溃疡、糜烂、组织增生,形成瘢痕和支气管狭窄,可以在病灶部位钳取活体组织进行病理学检查,进行结核分枝杆菌培养。对于肺内结核病灶,可采集分泌物或冲洗液标本做病原体检查,也可以经支气管肺活检获取标本检查。

8. 结核菌素试验

结核菌素试验广泛应用于检出结核分枝杆菌的感染,而非检出结核病,结核菌素试验对儿童、少年和青年的结核病诊断有参考意义。一般来说结果为测量硬结,而不是测量红晕直径,硬结为特异性变态反应,而红晕为非特异性反应。硬结直径≤4 mm 为阴性,5～9 mm 为弱阳性,10～19 mm 为阳性,>20mm或虽<20 mm 但局部出现水泡和淋巴管炎为强阳性反应。结核菌素试验反应对结核病的诊断特别是对婴幼儿结核病的诊断非常重要。

四、诊断和鉴别诊断

1. 诊断

诊断肺结核并不困难,大约 88% 的活动性肺结核患者和95% 的痰涂片阳性肺结核患者可出现咳嗽 2 周以上,咯血、午后低热、乏力、盗汗、月经不调或闭经。痰抗酸杆菌染色阳性,胸部X 线摄片有异常阴影,即可诊断。

2. 鉴别诊断

主要需与以下疾病相鉴别:

(1)肺炎:各种肺炎的病原体不同而临床特点各异,但大多起病急,有发热、咳嗽、咳痰明显,胸片表现出较淡且较均匀的片状或斑片状阴影,抗菌治疗后体温迅速下降,1～2 周阴影明显

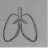

吸收。

（2）慢性阻塞性肺疾病：多表现为慢性咳嗽、咳痰，少有咯血，冬季多发，急性加重期可以有发热，肺功能检查为阻塞性通气功能障碍。胸部影像学检查有助于鉴别诊断。

（3）支气管扩张：慢性反复咳嗽、咳痰，多有大量脓液，常反复咯血。轻者 X 胸片无异常或仅有肺纹理增加，典型者可见卷发样改变。CT 检查特别是高分辨 CT 检查能发现支气管腔扩大，可予确诊。

（4）肺癌：多有长期吸烟史，表现为刺激性咳嗽、痰中带血、胸痛和消瘦等症状。胸部 X 线片检查表现肺癌肿块常呈分叶状，有毛刺、切迹。癌组织坏死液化后，可以形成偏心厚壁空洞。多次痰脱落细胞和结核分枝杆菌检查及病灶活体组织检查是鉴别的重要依据。

（5）肺脓肿：多有高热，咳大量脓臭痰，胸片检查表现为带有液平面的空洞伴周围浓密的炎性阴影，白细胞计数和中性粒细胞升高。

（6）纵隔和肺门疾病：原发性肺结核应与纵隔和肺门疾病相鉴别。小儿胸腺疾病在婴幼儿时期多见，胸内甲状腺疾病多发生于右上纵隔。淋巴系统肿瘤多位于中上纵隔，多见于青年人，症状多，结核菌素试验可呈阴性或弱阳性。皮样囊肿和畸胎瘤多呈边缘清晰的囊状阴影，多发生于前纵隔。

（7）其他疾病：肺结核常有不同类型的发热，需与伤寒、败血症、白血病等发热性疾病相鉴别。伤寒有高热、白细胞计数减少和肝脾大等临床表现，易与急性血行播散型肺结核混淆。但伤寒常有稽留热,有相对缓脉,皮肤玫瑰疹、血、骨髓、尿、粪便培养检查和肥达氏试验可以确诊。败血症起病急,寒战及弛张型热,白细胞计数和中性粒细胞增多,常有近期感染史,血培养可发现致病菌。急性血行播散型肺结核有发热,肝脾大,偶见类白血病反应或单核细胞异常增多,需与白血病鉴别,后者多有明显出血倾向,骨髓涂片及动态 X 线胸片随访有助于诊断。

(杨海燕　刘忠伦)

第四节　慢性阻塞性肺疾病

慢性阻塞性肺疾病(COPD)是一种气流受阻为特征的肺部疾病。气流受限不完全可逆,呈进行性发展,但是可以预防和治疗。COPD 主要累及肺部,但也可以引起肺外各器官的损害。COPD 是呼吸系统中的常见病、多发病,患病率和病死率居高不下,研究发现,COPD 的患病率占 40 岁以上人群的 8.2%。由于患者的肺功能减退,严重地影响到患者的劳动力和生活质量,至 2020 年 COPD 将成为世界疾病经济负担第 5 位。

一、病因

确切的病因不十分清楚,但认为与肺部对香烟、烟雾等有害气体颗粒的炎症反应有关。这些反应存在个体易感因素和环境因素的相互作用。

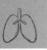

（1）吸烟：为重要的发病因素,吸烟者的慢性支气管炎的患病率比不吸烟者高 2～8 倍,吸烟时间越长,吸烟量越大,COPD 的发病率越高。烟草中含焦油、尼古丁和氢氰酸等化学物质,可损伤气道上皮细胞和纤毛运动,促使支气管黏液腺和杯状细胞增生肥大。黏液分泌增多,使气道净化能力下降,还可使自由基产生增多,诱导中性粒细胞释放蛋白酶,破坏肺弹性纤维,诱发肺气肿形成。

（2）职业粉尘和化学物质：接触职业粉尘及化学物质,如烟雾、变应原、工业废气及室内空气污染等,浓度过高或时间过长时,均可能产生与吸烟类似的 COPD。

（3）空气污染：大气中二氧化硫、二氧化氮、氯气等可损伤气道黏膜上皮,使纤毛消除能力下降,黏液分泌功能增加,为细菌感染创造条件。

（4）感染因素：与慢性支气管炎类似,感染是 COPD 发生发展的重要因素之一。

（5）蛋白酶-抗蛋白酶失衡：蛋白水解酶对组织有损伤、破坏作用。抗蛋白酶对弹性蛋白酶等多种蛋白酶具有抑制功能,其中 a_1 抗胰蛋白酶（a_1 - AT）是活性最强的一种。蛋白酶增多或抗蛋白酶不足均可导致组织结构破坏产生肺气肿。吸入有害气体、有害物质可以导致蛋白酶产生增多或活性增强,而抗蛋白酶产生减少或灭活加快,同时氧化应激、吸烟等危险因素,也可以降低抗蛋白酶活性。先天性 a_1-抗胰蛋白酶缺乏,多见于北欧血统的个体,我国尚无报道。

（6）氧化应激：有许多研究证实,COPD 患者氧化应激增

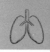

加。氧化物主要有超氧阴离子（O_2^-）、羟根（OH）、次氯酸（HClO）、过氧化氢（H_2O_2）和一氧化氮（NO）等，氧化物可直接作用并破坏许多生化大分子物质，如蛋白质、脂质和核酸等，导致细胞功能障碍或细胞死亡，还可以破坏细胞外基质，引起蛋白酶-抗蛋白酶失衡，促进炎症反应，如激活转录因子 NF-kB，参与各种炎症因子的转录，如 IL-8、TNFa、NO 诱导合成酶和环氧化物诱导酶等。

（7）炎症机制：气道、肺实质及肺血管的慢性炎症是 COPD 的特征性改变，中性粒细胞、巨噬细胞、T 细胞等炎症细胞均参与了 COPD 的发病过程。中性粒细胞的活化和聚集是 COPD 炎症过程的一个重要环节，通过释放中性粒细胞弹性蛋白酶、中性粒细胞组织蛋白酶 G、中性粒细胞蛋白酶 3 和基质金属蛋白酶 G 引起慢性黏液高分泌状态并破坏肺实质。

（8）其他：如自主神经功能失调、营养不良、气温变化等都有可能参与 COPD 的发生、发展。

二、临床表现

本病起病缓慢，病程较长，主要症状有：

（1）慢性咳嗽：随病程发展可终生不愈，夜间有阵咳或排痰，咳嗽一般为白色黏液或浆液性泡沫痰，偶带血丝，清晨排痰较多，急性发作期痰量较多，可有脓性痰。

（2）气短或呼吸困难：早期在劳力时出现，后逐渐加重，以至在日常活动甚至休息时也感到气短，这是 COPD 的标志性症状。

（3）喘息和胸闷：部分患者特别是重度患者或急性加重时

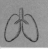

出现喘息。

（4）其他：晚期患者有体重下降，食欲缺乏等。

随疾病的进展检查时可出现以下体征：

（1）视诊：胸廓前后径增大，肋间隙增宽，剑突下胸骨下角增宽，称为桶状胸。部分患者呼吸变浅，频率增快，严重者可有缩唇呼吸等。

（2）触诊：双侧语颤减弱。

（3）叩诊：肺部过清音，心浊音缩小，肺下界和肝浊音界下降。

（4）听诊：两肺呼吸音减弱，呼气延长，部分患者可闻及湿啰音和干啰音。

三、检验诊断

1. 血象

外周血白细胞计数总数上升，核左移。

2. 痰培养

痰培养可能检出病原菌，常见病原菌为肺炎链球菌、流感嗜血杆菌、卡他球菌、肺炎克雷伯杆菌等。

3. 肺功能检查

该检查是判断气流受阻的主要客观指标，对 COPD 的诊断、严重程度评估、疾病进展、预后及治疗反应等有重要意义。第 1 秒用力呼气容积占用力肺活量的百分比（FEV1/FVC）是评价气流受阻的一项敏感指标。第 1 秒用力呼气容积预计值百分比（FEV1％预计值），是评估 COPD 严重程度的良好指标，其变

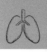

异性小、易于操作。吸入支气管舒张药后 FEV1/FVC＜70％及 FEV1＜80％预计值者，可确定为不能完全可逆的气流受阻。肺总量（TLC）、功能残气量（FRC）和残气量（RV）增高，肺活量（VC）减低，表明肺过度充气，有参考价值。由于 TLC 增加不及 RV 增高程度明显，故 RV/TLC 增高，一氧化碳弥散量（DLco）及 DLco 与肺泡通气量（VA）比值（DLco/VA）下降，该项指标对诊断有参考价值。

4. 胸部 X 线检查

COPD 早期胸部 X 线可无变化，以后可出现肺纹理增粗、紊乱等非特异性改变，也可出现肺气肿改变。胸部 X 线对 COPD 诊断的特异性不高，主要作为确定肺部并发症、与其他肺疾病鉴定之用。

（1）胸部 CT 检查：该检查不应作为 COPD 的常规检查。高分辨率 CT 对有疑问病例的鉴别诊断有一定的临床价值。

（2）血气分析：对确定发生低氧血症、高碳酸血症、酸碱平衡失调及判断呼吸衰竭的类型有重要的价值。

四、诊断和鉴别诊断

1. 诊断

根据吸烟等高危因素史、临床症状、体征及肺功能检查等综合分析即可明确诊断。

2. 鉴别诊断

本病需与以下疾病相鉴别：

（1）支气管哮喘：多在儿童或青少年期起病，以发作性喘息

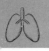

为特征,发病时两肺布满哮鸣音,常有家属或个人过敏史,症状经治疗后缓解或自行缓解。哮喘的气流受限多为可逆性,其支气管舒张试验阳性,某些患者可能存在慢性支气管炎合并支气管哮喘,在这种情况下表现为气流受阻不完全可逆,从而使两种疾病难以区分。

(2)支气管扩张:有反复咳嗽、咳痰特点,常反复咯血,合并感染时咯大量脓性痰,查体常有肺部固定性湿啰音。部分胸部X线显示肺纹理粗乱或呈卷发状。高分辨率CT可见支气管扩张改变。

(3)肺结核:有午后低热、发力、盗汗等结核中毒症状,痰检可发现抗酸杆菌,胸部X线片检查可发现病灶。

(4)弥漫性细支气管炎:大多数为男性非吸烟者,几乎所有患者均有慢性鼻旁窦炎,X胸片和高分辨率CT显示弥漫性小叶中央结节形和过度充气症,红霉素治疗有效。

(5)支气管肺癌:刺激性咳痰、咳嗽,可有痰中带血,或原有慢性咳嗽,咳嗽性质发生改变。胸部X线片及CT可发现占位性病变、阻塞性肺不张或阻塞性肺炎。痰细胞学检查、纤维支气管镜检查以及肺活检,可有助于明确诊断。

(薛宏峰　刘忠伦)

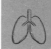

第五节　肺血栓栓塞症

肺血栓栓塞症(PTE)是肺栓塞(PE)的一种类型。肺栓塞是以各种栓子阻塞肺动脉系统为其发病原因的一组疾病或临床综合征的总称，包括 PTE、脂肪栓塞综合征、羊水栓塞、空气栓塞等。PTE 为 PE 最常见的类型，占 PE 的绝大多数，通常所称的 PE 即指 PTE。引起 PTE 的血栓主要来源于深静脉血栓形成(DVT)，DVT 与 PTE 实质上为一种疾病过程在不同部位、不同阶段的表现，两者合称为静脉血栓栓塞症(DVT)。

一、病因

DVT 和 PTE 具有共同的危险因素，即 VTE 的危险因素，包括任何可以导致静脉淤滞、静脉系统内皮损伤和血液高凝状态的因素。危险因素包括原发性和继发性两类。

1. 原发性危险因素

原发性危险因素由遗传变异引起，包括 V 因子突变、蛋白 E 缺乏、蛋白 S 缺乏和抗凝血酶缺乏等。常以反复静脉血栓形成和栓塞为主要临床表现。发病呈家族聚集倾向。

2. 继发性危险因素

继发性危险因素是指后天获得的易发生 DVT 和 PET 的多种病理和病理生理改变，包括骨折、创伤、手术、恶性肿瘤和口服

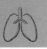

避孕药等。随着年龄的增长,DVT 和 PET 的发病率也逐渐升高。

二、临床表现

PTE 的症状多种多样,但均缺乏特异性,症状的严重程度亦有很大差别,可以从无症状、隐匿,到血流动力学不稳定,甚至发生猝死。常见症状有:

(1)不明原因的呼吸困难及气促,尤以活动后明显,为 PTE 最多见的症状。

(2)胸痛,包括胸膜炎性胸痛或心绞痛样疼痛。

(3)晕厥,可为 PTE 的唯一或首发症状。

(4)烦躁不安,惊恐甚至濒死感。

(5)咯血,常为小量咯血,大咯血少见。

(6)咳嗽,心悸等。

临床上有时出现所谓"三联征",即同时出现呼吸困难、胸痛及咯血,但仅见于约 20% 的患者。

体征发现:

(1)呼吸系统体征:呼吸急促最常见,发绀,肺部可闻及哮喘音和细湿啰音,肺野偶可闻及血管杂音;合并肺不张、胸腔积液时出现相应的体征。

(2)循环系统体征:心动过速,血压变化严重时可出现下降甚至休克,劲动脉充盈或异常搏动,肺动脉瓣区第二心音(P_2)亢进或分裂,三尖瓣区收缩期杂音。

(3)其他:可伴发热,多为低热,少数患者有体温 38 ℃以上的发热。

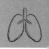

三、检验诊断

1. 血象

外周血白细胞水平升高,中性粒细胞升高。

2. 血浆 D-二聚体检测

该检测敏感性高而特异性低,急性 PTE 时升高,若含量低于 500 μg/L 有重要的排除诊断价值。目前,ELISA 法为较可靠的方法。

3. 动脉血气分析

动脉血气分析常表现为低氧血症、低碳酸血症、肺泡-动脉血氧分压差增大,部分患者血气结果可以正常。

4. 细胞因子检测

血清 IL-6、IL-8、IL-18 水平升高,经治疗后可迅速降低,有一定的临床价值。

5. X 线胸片

(1)肺动脉阻塞征:区域性肺纹理变细、稀疏或消失,肺野透亮度增加。

(2)肺动脉高压征及心扩大征:右下肺动脉干增宽或伴截断征,肺动脉段膨隆以及在心室扩大。

(3)肺组织继发改变:肺野局部片状阴影和楔形阴影,肺不张或膨胀不全,肺不张可见横膈抬高,有时合并少至中量胸腔积液,X 线胸片对鉴别其他胸部疾病有帮助。

6. 心电图

大多数病例表现有非特异性心电图异常,最常见的改变为

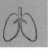

窦性心动过速,当有肺动脉及右心压力升高时,可出现 V - V 的 T 波倒置和 ST 段异常、完全或不完全性右束支传导阻滞、肺型 P 波、电轴右偏及顺钟向转位等。对心电图的改变,需做动态观察,注意与急性冠状动脉综合征相鉴别。

7. 超声心动图

超声心动图在提示诊断和除外其他心血管疾患方面有重要价值。对于严重的 PTE 病例,可以发现有心室壁局部运动幅度降低,右心室和右心房扩大,室间隔左移和运动异常,近端肺动脉扩张,三尖瓣反流速度增快,下腔静脉扩张,呼气时不萎陷。若在右心房或右心室发现血栓,同时患者的临床表现符合 PTE,可作出诊断,超声检查偶可因发现肺动脉近端的血栓而直接确诊。若存在慢性血栓栓塞性肺动脉高压,可见右心室壁肥厚。

8. 下肢深静脉超声检查

下肢为 DVT 最多发部位,超声检查为诊断 DVT 最简便的方法,若阳性可以诊断 DVT,同时对 PTE 诊断有重要意义。

9. 螺旋 CT

螺旋 CT 是目前最常用的 PTE 确诊手段,它能准确发现段以上肺动脉内的血栓。

10. 放射性核素肺通气/血流灌注扫描

该方法是 PTE 的重要诊断方法。典型征象是呈肺段分布的肺血流灌注缺损,并与通气显像不匹配。

11. 磁共振成像(MRI)

MRI 肺动脉造影对段以上肺动脉血栓的诊断的敏感性和特异性均较高。

12. 肺动脉造影

肺动脉造影为诊断 PTE 的经典与参比方法。直接征象有肺动脉内造影剂充盈缺损,伴或不伴轨道征的血流阻断;间接征象有肺动脉造影剂流动缓慢、局部低灌注、静脉回流延迟等。

四、诊断和鉴别诊断

1. 诊断

大面积 PTE,临床上以休克和低血压为主要表现,即体循环动脉收缩压低于 90 mmHg,或较基础值下降幅度超过 40 mmHg,持续 15 min 以上。须除外新发生的心律失常、低血容量或感染中毒等其他原因所致的血压下降。非大面积 PTE,不符合以上大面积 PTE 的标准,即未出现休克和低血压的 PTE。

2. 鉴别诊断

本病需与下列疾病相鉴别:

(1) 冠状动脉粥样硬化性心脏病(冠心病):一部分 PTE 患者因血流动力学的变化,出现冠状动脉供血不足、心肌缺氧,表现为胸闷、心绞痛样胸痛,心电图有心肌缺血样改变,易误诊为冠心病所致心绞痛或心肌梗死。冠心病有自身发病的特点,冠脉造影可见冠状动脉硬化、管腔阻塞证据。心肌梗死时,心电图和心肌酶谱水平有相应的特征性变化,需注意 PTE 与冠心病有时可合并存在。

(2) 肺炎:当 PTE 表现为咳嗽、咯血、呼吸困难、胸膜炎样胸痛,出现肺不张,肺部阴影,尤其是同时合并发热时,易被误诊为肺炎。肺炎有相应肺部和全身感染的表现,如咳脓性痰、寒战、高热、外周血白细胞计数显著升高、中性粒细胞比例增加等，抗菌治疗可获疗效。

（3）特发性肺动脉高压等非血栓栓塞性肺动脉高压：慢性血栓栓塞性肺动脉高压（CTEPH）通常肺动脉压力高，出现右心肥厚和右心衰竭，需与特发性肺动脉高压相鉴别。计算机断层摄影肺血管造影（CTPA）等检查显示 CTEPH 有肺动脉腔内阻塞的证据，放射性核素肺灌注扫描显示呈肺段分布的肺灌注缺损，而特发性肺动脉高压则无肺动脉腔内占位征，放射性核素肺灌注扫描正常。

（4）主动脉夹层：PTE 可表现胸痛，部分患者可出现休克，需与主动脉夹层相鉴别，后者都有高血压，疼痛较剧烈，胸片常显示纵隔增宽，心血管超声和胸部 CT 造影检查可见主动脉夹层征象。

（5）其他原因所致的胸腔积液：PTE 患者可出现胸膜炎样胸痛，合并胸腔积液，需与结核、肺炎、心功能衰竭等其他原因所致的胸腔积液相鉴别，其他疾病有各自的临床特点。

（吉　艳　杨海燕）

第六节　特发性肺动脉高压

世界卫生组织将原发性肺动脉高压（PPH）改称为特发性肺动脉高压（IPH），IPH 是一种不明原因的肺动脉高压，在病理

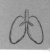

上主要表现为"致丛性肺动脉病",即由动脉中层肥厚、向心或偏心性内膜增生和坏死动脉炎等构成的疾病。

一、病因

IPH 迄今原因不明,目前认为其发病与遗传因素、自身免疫和肺血管收缩等因素有关。

(1)遗传因素:家族性 IPH 至少占所有 IPH 的 6%,家系研究表明其遗传类型为常染色体显性遗传。

(2)免疫因素:免疫调节作用可能参与 IPH 的病理过程,有 29% 的 IPH 患者抗核抗体水平明显升高、但都缺乏结缔组织病的特异性抗体。

(3)肺血管内皮功能障碍:肺血管收缩和舒张由肺血管内皮分泌的收缩和舒张因子共同调控,前者主要为血栓素 A_2(TXH_2)和内皮缩血管肽-1($ET-1$),后者主要是前列环素和一氧化氮(NO)。由于上述因素表达的不平衡,导致肺血管处于收缩状态,从而引起肺动脉高压。

(4)血管壁平滑肌细胞钾离子通道缺陷:IPH 患者有电压依赖性钾离子(K^+)通道(KV)功能缺陷,K^+ 外流减少,细胞膜处于除极状态,使 Ca^{2+} 进入细胞内,从而使血管处于收缩状态。

二、临床表现

IPH 早期通常无症状,仅在剧烈活动时感到不适,随着肺动脉压力的升高,可逐渐出现全身症状。

(1)呼吸困难:大多数 IPH 患者以运动后呼吸困难为首发

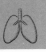
症状,与心输出量减少、肺通气/血流比例失调因素有关。

（2）胸痛:由于右心后负荷增加、耗氧量增多及冠状动脉供血减少等引起心肌缺血所致,常于活动或情感激动时发生。

（3）头晕或晕厥:由于心输出量减少,脑组织供血突然减少所致,常在活动时出现,有时休息时也可发生。

（4）咯血:咯血量通常减少,有时也可因大咯血而死亡。

（5）其他症状:包括疲乏、无力,10％的患者出现雷诺现象,增粗的肺动脉压迫喉返神经引起声音嘶哑（Ortner 综合征）。

三、实验室诊断

1. 血液检查

血液检查包括肝功能试验和 HIV 抗体检测,以除外肝硬化和 HIV 感染。

2. 心电图

心电图不能直接反映肺动脉压升高,只能提示右心室增大或肥厚。

3. 胸部 X 线检查

右下肺动脉干扩张,其横径≥15 mm,其横径与气管横径比值≥1.07;肺动脉段明显突出或其高度≥3 mm,中央动脉扩张,外周血管纤维形成"残根征",右心室增大征。

4. 超声心动图和多普勒超声检查

超声心动图和多普勒超声检查可反映肺动脉高压及其相关的表现。

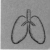

5. 肺功能测定

肺功能测定可有轻度限制性通气障碍与弥散功能减低,部分重症患者可出现残气量增加及最大通气量的降低。

6. 血气分析

几乎所有的患者均存在呼吸性碱中毒。早期血氧分压可以正常,随着病程延长,多数患者有轻、中度低氧血症,系由通气/血流比例失衡所致,重度低氧血症可能与心输出量下降、合并肺动脉血栓或卵圆孔开放有关。

7. 放射性核素肺通气/灌注扫描

放射性核素肺通气/灌注扫描是排除慢性肺栓塞性肺动脉高压的重要手段,IPH 患者可呈弥散性稀疏或基本正常。

8. 右心导管术

右心导管术是能够准确测定肺血管血流动力学状态的唯一方法。IPH 的血流动力学诊断标准为肺动脉平均压(MAP),静息 MAP>20 mmHg 或运动 MAP>30 mmHg,肺动脉楔压(PAWP)正常(静息时为 12~15 mmHg)。

9. 肺活检

对拟诊为 IPH 的患者,肺活检有相当大的益处,但对心功能差的患者应避免肺活检术。

四、诊断与鉴别诊断

1. 诊断

不十分困难。

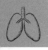

2. 鉴别诊断

对凡是能够引起肺动脉高压的疾病，均应与 IPH 患者相鉴别（如慢性肺源性心脏病，冠状动脉粥样硬化性心脏病，特发性肺动脉高压等非血栓栓塞性肺动脉高压等相鉴别）。

（陈韫炜　吉　艳）

第七节　肺源性心脏病

肺源性心脏病（简称肺心病）是指由支气管肺组织、胸廓或肺血管病变致肺血管阻力增加，产生肺动脉高压，继而右心室结构和功能改变的疾病。根据起病缓急和病程长短，可分为急性和慢性肺心病两大类，临床上以后者多见。本节主要讨论慢性肺源性心脏病。

一、病因

按原发病不同的部位，可分为三类：

1. 支气管肺疾病

支气管肺疾病以慢性阻塞性肺疾病（COPD）最为多见，占 $80\% \sim 90\%$，其次为支气管哮喘、支气管扩张、重症肺结核、肺尘埃沉着症、结节病、间质性肺炎、过敏性肺泡炎、嗜酸性肉芽肿、药物相关性肺疾病等。

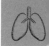

2. 胸廓运动障碍性疾病

胸廓运动障碍性疾病较少见。严重的脊椎后凸、侧凸、脊椎结核、类风湿关节炎、胸膜广泛粘连及胸骨成形术后造成的严重胸廓或脊椎畸形，以及神经髓灰质炎肌肉疾患，均可引起胸廓活动受限、肺受压、支气管扭曲或变形，导致肺功能受损、气道引流不畅、肺部反复感染、并发肺气肿或纤维化。

3. 肺血管疾病

慢性血栓栓塞性肺动脉高压、肺小动脉炎、累及肺动脉的过敏性肉芽肿病及原因不明的原发性肺动脉高压，均可使肺动脉狭小、阻塞，引起肺血管阻力增加，肺动脉高压和右心室负荷加重，发展成慢性肺心病。

4. 其他

原发性肺泡通气不足及先天性口咽畸形、睡眠呼吸暂停低通气综合征等均可产生低氧血症，引起肺血管收缩，导致肺动脉高压，发展成慢性肺心病。

二、临床表现

缺氧和高碳酸血症除影响心脏外，还可导致其他重要器官如脑、肝、肾、胃肠及内分泌系统、血液系统等发生病理改变，引起多器官的功能损害。

1. 肺、心功能代偿期

肺、心功能代偿期主要症状有咳嗽、咳痰、气促，活动后可有心悸、呼吸困难、乏力和劳动能力下降。急性感染可使上述症状加重，少有胸痛或咯血。体征检查可发现有不同程度的发绀和肺气肿体征,偶有干、湿啰音,心音遥远,$P_2 > A_2$,三尖瓣可出现收缩期杂音或剑突下心脏搏动增强,提示有右心室肥厚。部分患者因肺气肿使胸内压升高,阻碍腔静脉回流,可有肺静脉充盈。此期肝界下移是膈下降所致。

2. 肺、心功能失代偿期

肺、心功能失代偿期主要症状有呼吸衰竭、呼吸困难加重,夜间为甚,常有头痛、失眠、食欲缺乏,但白天嗜睡,甚至有表情淡漠、神志恍惚等肺性脑病的表现。体征检查发现明显发绀、球结膜充血、水肿,严重者可有视网膜血管扩张、视乳头水肿等颅内压升高的表现,腱反射减弱或消失,出现病理反射,因高碳酸血症可出现周围血管扩张的表现,如皮肤潮红、多汗等,出现心力衰竭时,气促更明显,心慌、食欲缺乏、腹胀、恶心等。体征检查发现发绀更明显,颈静脉怒张,心率增快,可出现心律失常,剑突下可闻及收缩期杂音,甚至出现舒张期杂音,肝大且有压痛,肝颈静脉回流征阳性,下肢水肿重者可有腹水,少数患者可出现肺水肿及全心衰竭的体征。

三、检验诊断

1. 血液检查

红细胞及血红蛋白水平升高、全血黏度及血浆黏度均升高,红细胞电泳时间延长,合并感染时白细胞、中性粒细胞升高。

2. 血气分析

慢性肺心病肺功能失代偿期可出现低氧血症或合并高碳酸血症。当 $PaO_2 < 60$ mmHg、$PaCO_2 > 50$ mmHg 时,表示有呼吸

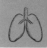

衰竭。

3. X 线检查

X 线检查除肺、胸基础疾病及急性肺部感染的特征外,尚有肺动脉高压,中央动脉扩张,外周血管纤细,右心室增大,皆为诊断慢性肺心病的主要依据,个别患者心力衰竭控制后可见心影有所缩小。

4. 心电图检查

心电图检查主要表现为心室肥大改变,如电轴右偏,额面平均电轴 $90°$,重度顺钟向转位,$RV_1 + SV_5 \geqslant 1.05$ mV 及肺型 P 波。

5. 超声心动图检查

检查显示右心室流出道内径 $\geqslant 30$ mm,右心室内径 $\geqslant 20$ mm,右心室前壁的厚度 $\geqslant 5$ mm,左、右心室内径比值 < 2,右肺动脉内径或肺动脉干及右心房增大等指标可诊断慢性肺心病。

6. 其他

肺功能检查对早期或缓解期慢性肺心病患者有意义。痰细菌学检验对急性加重期慢性肺心病可以指导抗生素的选用。

四、诊断和鉴别诊断

1. 诊断

根据患者有慢性支气管炎,肺气肿,其他胸肺疾病或肺血管病变并已引起肺动脉高压,右心室增大或右心功能不全,如 $P_2 < A_2$,颈静脉怒张,肝大压痛,肝颈静脉返流征阳性,下肢水肿及体静脉升高等,心电图、X 线胸片、超声心动图检查有右心

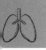

房增大肥厚的征象,可以作出诊断。

2. 鉴别诊断

本病需与下列疾病相鉴别:

(1)冠状动脉硬化性心脏病(冠心病):慢性肺心病与冠心病多见于老年人,有许多相似之处,而且常有两病共存,冠心病有典型的心绞痛、心肌梗死病史或心电图的表现。若有左心衰竭的发作史、原发性高血压、高脂血症、糖尿病史,则更有助于鉴别。X线、心电图、超声心动图检查显示左心室肥厚为主的征象,可资鉴别。慢性肺心病合并冠心病时鉴别有较多的困难,应详细询问病史,并结合体检和有关心肺功能检查加以鉴别。

(2)风湿性心脏病:风湿性心脏病的三尖瓣疾患应与慢性肺心病的三尖瓣关闭不全相鉴别。前者往往有风湿性关节炎和心肌炎病史,其他瓣膜如二尖瓣、主动脉瓣常有病变,X线、心电图、超声心动图检查有特殊表现。

(3)原发性心肌病:本病多为全心增大,无慢性呼吸道病史,无肺动脉高压的X线表现等。

(何浩明　王统伍)

第八节　间质性肺疾病

间质性肺疾病(ILD)是一组主要累及肺间质、肺泡和细支气管的肺部弥漫性疾病,通常亦称为弥漫性实质性肺疾病。

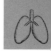

ILD 并不是一种独立的疾病，它包括 200 多种病种。尽管每一种疾病的临床表现、实验室和病理学改变有各自特点，然而它们具有一些共同的临床、病理生理学和胸部 X 线特征，表现为渐进性劳力性气促，限制性通气功能障碍伴弥散功能降低，低氧血症和影像学上的双肺弥漫性病变。病程多缓慢进展，逐渐丧失肺泡-毛细血管功能单位，最终发展成为弥漫性肺纤维化和蜂窝肺，导致呼吸功能衰竭而死亡。

一、病因

虽然不同的 ILD 的发病机制有显著的区别，最终导致肺纤维化的机制尚未完全明确，但这些疾病都有共同的规律，即肺间质肺泡肺小血管或末梢气道都存在不同程度的炎症，在炎症损伤和修复过程中导致肺纤维化形成。

二、临床表现

间质性肺疾病通常为隐袭性起病。主要症状是干咳和劳力性气促，随着肺纤维化的发展，发作性干咳和气促逐渐加重。进展的速度有明显的个体差异，经过数月至数年发展为呼吸衰竭和肺心病，通常没有肺外表现，但可有些伴随症状，如食欲缺乏、体重减轻、消瘦无力等。

体检时发现呼吸浅快，超过 80% 的病人双肺底闻及吸气末期 Velcro 啰音，20%～50% 的病人有杵状指（趾），晚期出现发绀等呼吸衰竭和肺心病的表现。

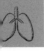

三、检验诊断

1. 血液检验

外周血白细胞计数和中性粒细胞水平升高,细胞因子 IL-2 水平降低,IL-8、IL-12、IL-32 水平升高,外周血 CD4/CD8 比值降低。

2. X 线

X 线胸片显示双肺弥散性阴影,阴影的性质可以是网络条索状、弥漫磨玻璃状、结节状,亦可呈现多发片状或大片状等,可以混合存在。

3. 肺功能检查

肺功能检查发现以限制性通气障碍为主,肺活量及肺总量降低,残气量随病情进展而减少。换气功能往往在 LD 的早期可显示弥散功能,伴单位肺泡气体弥散量下降。ILD 的中晚期均可见低氧血症,但气道改变不大,常因呼吸频率加快及过度通气而出现低碳酸血症。

4. 支气管肺泡灌洗

支气管肺泡灌洗是指通过纤维支气管镜嵌顿在相应的支气管内,以无菌生理盐水灌洗后再回吸获得支气管肺泡灌洗液(BALF),对 BALF 进行细胞学、病原学、生化和炎症介质检测。根据 BALF 中炎症免疫效应细胞的比例,可将 ILD 分类为淋巴细胞增多型和中性粒细胞增多型。

5. 肺活检

通过经支气管肺活检(TBLB)或外科肺活检(SLB),包括胸腔镜或开胸肺活检,取肺组织进行病理学检查,是诊断 ILD 的

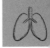

重要手段。

6. 全身系统检查

ILD 可以是全身性疾病的肺部表现,对于这类患者的诊断,全身系统检查特别重要,例如,结缔组织病的血清学异常和其他器官的表现等都是重要的体征。

四、鉴别诊断

本病需与下列疾病进行鉴别诊断:

(1)特发性肺纤维化:本病病变局限于肺部,引起弥漫性肺纤维化,导致肺功能损伤和呼吸困难,与吸烟、病毒感染等有关。

(2)肺泡蛋白质沉积症:本病发病多隐匿,典型症状为活动后气促,以后进展至休息时亦感气促、咳白色或黄色痰,全身症状不明显,但可继发肺部感染而出现相应的症状。

(3)外源性过敏性肺泡炎:本病的特点是接触抗原数小时后出现发热、干咳、呼吸困难等全身不适症状,胸部 X 线片显示双肺中、下野弥散性、细小、边缘模糊的结节状阴影。

(陈韫炜 邰文静)

第九节 肺结节病

肺结节病是指一种多系统器官受累的肉芽肿性疾病,常侵犯肺、双侧肺门淋巴结,也可以侵犯几乎全身每个器官,部分病

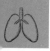

例呈自限性,大多预后良好。

一、病因

病因尚不清楚。特殊病原体的感染(如分枝杆菌、丙酸杆菌、病毒、衣原体等)、自身免疫、吸入有机/无机微粒等,均可能是致病因素,也可能是在特殊基因类型的基础上,对致病因子的特殊反应形式。细胞免疫功能和体液免疫功能的紊乱可能参与了结节病的发病过程。炎症反应的启动,类上皮结节的形成和肺纤维化的过程,可能与各种炎性细胞的激活、细胞因子及炎症介质的活化与释放有关。

二、临床表现

结节病的临床表现和自然病程有较大的个体差异,因起病的缓急和累及器官的多少而不同。90%以上的病例累及肺和胸内淋巴结,约50%的病例无症状,只是在胸部X线检查时才被发现。早期结节病的特点是临床症状较轻而胸部X线异常明显,后期主要是肺纤维化导致的呼吸困难。早期常见的呼吸道症状有咳嗽、无痰或少痰,偶有少量血丝至发绀。肺部体征不明显,可有乏力、低热、盗汗、食欲缺乏、体重减轻等。病变广泛时可出现胸闷、气急,部分患者有少量湿啰音或捻发音。如结节病累及其他器官,可发生相应的症状和体征。皮肤常见表现为结节性红斑(多见于面颈部、肩部或四肢)、冻疮样狼疮、麻疹、血疹等。眼部受累者可有虹膜睫状体炎、急性色素层炎、角膜-结膜炎等。该病也可累及外周淋巴结、肝、脾、骨关节、肌肉、心脏、神

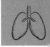

经中枢等,而出现相应的症状和体征。

三、检验诊断

1. 血液检查

血液检查无特异性变化,可有红细胞沉降率(血沉)增加,血清球蛋白部分增高(以 IgG 增高者见多)和 C 反应蛋白增高等。在活动期可有淋巴细胞中度减少、血钙增高、血清尿酸增加、血清碱性磷酸酶升高,血清血管紧张素转换酶活性增加。血清可溶性 IL-2 受体水平增高,对诊断和判断活动性有一定的参考意义。

2. 结核菌素实验(PDD)

约 2/3 的结节病患者对 SIU 结核菌素的皮肤试验呈阴性或极弱反应。

3. X 线检查

异常的胸部 X 线表现是结节病的首要发现,约有 90% 以上的患者伴有胸片的改变,肺门、支气管旁、纵隔淋巴结肿大是肺部浸润主要的表现。典型的改变是双侧对称性肺门淋巴结明显肿大呈土豆状,边界清晰,密度均匀,肺部病变多数为两侧弥漫性网状、网结节状、小结节状或片状阴影,后期可发展成肺间质纤维化或蜂窝肺。CT 能更准确地估计结节病的类型,肺间质病变的程度和淋巴结肿大的情况,结节病的淋巴结肿大通常无融合和坏死,也不侵犯邻近器官,有助于与淋巴瘤、淋巴结结核病鉴别。

4. 活体组织检查

活体组织检查是诊断结节病的重要方法。如果皮肤和浅表

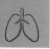

淋巴结受累,是首选的活检部位,胸内型结节病,可以选择支管黏膜和经纤维支气管镜肺活检,即使在直视下或 X 线胸片没有明确病变的部位取活检,其阳性率也可达 70%～90%。摘取多处组织活检可以提高诊断的阳性率。

5. 肺功能检查

初期无变化,随病情发展可出现肺功能减退、限制性通气功能障碍(肺活量肺总量下降)和弥散功能障碍。喉、气管、支气管受累或肺囊性纤维化可引起阻塞性通气障碍,从而产生混合性通气功能障碍。

四、诊断和鉴别诊断

1. 诊断

结节病的诊断应符合三个条件:(1)患者的临床表现和 X 线表现与结节病相符合;(2)活检证实有非干酪样坏死性类上皮结节;(3)除外其他原因引起的肉芽肿性病变。

建立诊断以后,还需判断涉及器官的范围和活动性。活动性判断缺乏严格的标准,通常起病急、临床症状明显,病情进展较快,主要器官受累,血液生化指标异常,血清血管紧张素转换酶活性升高,高脂血症,高尿酸症,血清 SIL-2R 升高等,提示属于活动期。

2. 鉴别诊断

应与下列疾病进行鉴别诊断:

(1)肺部淋巴结结核:患者较年轻,常有中毒症状,结核菌素试验多为阳性、肺门淋巴结一般为单侧性,有时伴有钙化,可见肺部无发病灶。CT可见淋巴结中心区有坏死。

（2）淋巴瘤：常见全身症状有发热、消瘦、贫血等，胸膜受累，出现胸腔积液、胸内淋巴结肿大，多为单侧或双侧不对称肿大，淋巴结可呈现融合，隆突下等处的纵隔淋巴结。肿瘤组织可侵犯邻近器官，如出现上腔静脉阻塞综合征等。结合其他检查及活组织检查可鉴别。

（3）肺门转移性肿瘤：肺癌和肺外癌肿转移至肺门淋巴结，皆有相应的症状和体征。对可疑原发灶做进一步的检查可助鉴别。

（4）其他肉芽肿瘤：如外源性过敏性肺泡炎、肺硅沉着症、感染性、化学性因素所致的肉芽肿，应与结节病鉴别，结合临床资料及有关检查综合分析判断。

（陈韫炜　吉　艳）

第十节　原发性支气管肺癌

一、概述

原发性支气管癌（简称肺癌），为起源于支气管上皮或腺体的恶性肿瘤。肺癌为男性肿瘤发病的首位，并由于中期诊断不足致使预后变差。随着诊断方法的进步，新药及靶向治疗药物的出现，规范有效的诊断、分期，根据肺癌的临床表现进行的多学科的治疗进展,肺癌病人的生存率有所提高。然而,要想大幅度地延长生存期,仍有赖早期诊断和早期规范治疗。

二、病因

虽然病因尚不十分明确,但通常与以下因素有关:

1. 吸烟

大量的研究报告表明,吸烟是肺癌病死率进行性增加的首要原因,烟雾中的苯并蒽、尼古丁、亚硝胺和少量放射性元素钋等均有致癌作用,尤其是致鳞状上皮细胞癌和未分化小细胞癌。与不吸烟者比较,吸烟者发生肺癌的危险性平均高 1~10 倍,重度吸烟者可达 10~25 倍。吸烟量越大,肺癌的发病率越高。一支烟致癌危险性相当于 0.01~0.04 mGiy 的放射剂量照射。每天吸 30 支烟,相当于 1.2 mGiy 的放射剂量照射。

被动吸烟或环境吸烟也是肺癌的病因之一,丈夫吸烟的非吸烟的妻子中,发生肺癌的危险性为夫妻均不吸烟家庭中的 2 倍,而且危险性随丈夫的吸烟量增大而升高。令人鼓舞的是:戒烟后肺癌发病的危险性逐年减少,戒烟 1~5 年后危险性可减半。美国的研究表明:戒烟后 2~15 年期间肺癌发生的危险性进行性减少,此后的发病率相当于终身不吸烟者。

2. 职业致癌因子

已被确认的人类致癌的职业因素包括石棉、砷、铬、镍、铂、煤焦油芥子气、二氯甲醚、氯甲甲醚、烟草的加热产物及铀、镭等放射性物质裂变时产生的氡和氡子气、电离辐射和微波辐射等。这些因素可使肺癌发生的危险性增加 3~30 倍。其中石棉是公

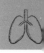

认的致癌物质,接触者肺癌、胸膜和腹膜间皮癌的发病率明显增高,潜伏期可达 20 年或更久。接触石棉的吸烟者死亡率为非接触吸烟者的 8 倍。此外,铀暴露和肺癌发生之间也有密切关系。特别是小细胞癌,吸烟可明显加重这一危险。

3. 空气污染

空气污染包括室内小环境和室外大环境污染,室内被动吸烟、燃料燃烧过程中均可能产生致癌物。有资料表明,烹调时加热所释放出的油烟,也是不可忽视的致癌因素。

4. 电离福射

大剂量电离辐射可引起肺癌,不同射线产生的效应也不同,如在日本广岛原子弹释放的是中子 F 和 α 射线,长崎则仅为 α 射线,前者患肺癌的危险性高于后者。美国 1978 年报告一般人群中电离辅射的来源约 49.6% 来自自然界,11.69% 为医疗照射,来自 X 线诊断的电离辐射可占 36.7%。

5. 饮食与营养

研究已表明,较少食用 β-胡萝卜素的蔬菜和水果,肺癌发生的危险性增高,血清中 β-胡罗卜素水平低的人,肺癌发生的危险性也高。流行病学资料也表明:较多地食用含 β-胡萝卜素的蔬菜和水果以及富含维生素 A 的食物,可减少肺癌发生的危险性,这保护作用对于正在吸烟的人或既往吸烟者特别明显。

6. 其他诱发因素

美国癌症协会将结核列为肺癌的发病因素之一,有结核病者患肺癌的危险性是正常人群的 10 倍,其主要组织学类型是腺癌。此外,病毒感染、真菌毒素(黄曲霉)等对腺癌的发生可能也有一定的作用。

7. 遗传和基因改变

经过长期的研究,现在已逐步认识到肺癌可能是一种外因通过内因发病的疾病。上述的外因可诱发细胞的恶性转化和不可逆的基因改变,包括原癌基因的活化、抑癌基因的失活,自反馈分泌的活化和细胞凋亡的抑制,从而导致细胞生长的失控,这些基因的改变是长时间多步骤随机产生的,许多基因发生癌变的机制还不十分清楚,但这些改变最终涉及细胞关键性生理功能的失控,包括增殖、凋亡、分化、信号传递运动等。与肺癌关系密切的癌基因主要有 ras 和 myc 基因家族,cerb2、BeL2、cefos 及 C-jam 基因等。相关的癌基因包括 P53、RB、CDKN2、FHIT 基因等。与肺癌发生、发展相关的分子改变,还包括错配修复基因,如 HMSH2 及 HPMS1 的异常、端粒酶的表达。

三、临床表现

肺癌的临床表现与肿瘤大小、类型、发展阶段、所在部位、有无并发症或转移有密切关系。

有 5%～15% 的患者无症状,仅在常规体检胸部影像学检查时发现,其余的患者可表现或多或少与肺癌有关的症状与体征。按部位分为原发肿瘤,肺外胸内扩展、胸外转移和胸外表现四类。

1. 原发肿瘤

主要早期症状为咳嗽,常为无痰或少痰和刺激性干咳。血痰和咯血多见于中央型肺癌,气短或喘鸣表明肿瘤向支气管内

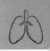

生长,可有呼吸困难、气短或喘息症状,肿瘤组织坏死可引起发热,抗生素治疗效果不佳。另外体重下降、消瘦为恶性肿瘤常见的症状,肿瘤发展到晚期,由于肿瘤患者体能消耗的原因,可表现为消瘦和恶病质。

2. 肺外胸内扩展

近半数患者可有模糊或难以描述的胸痛或钝痛,疼痛在呼吸咳嗽时加重。肋骨、脊柱受侵犯时可有压痛点,而与呼吸、咳嗽无关,癌肿压迫肋间神经、并可累及其他分布区。癌肿直接压迫或转移致纵隔淋巴结压迫喉返神经,可发生声音嘶哑。癌肿侵犯或压迫食管,可引起咽下困难,约 10% 的患者有不同程度的胸腔积液。由于上腔静脉被附近肿大的转移性淋巴结压迫或右上肺的原发性肺癌侵犯,以及腔静脉内癌栓阻塞静脉回流而引起上腔静脉阻塞综合征。

3. 胸外转移

肿瘤转移至中枢神经系统,可引起颅内压增高,如头痛、恶心、呕吐、精神状态异常。此外,可有脑疝、小脑皮质变性、外周神经病变、肌无力及精神症状。肿瘤转移到骨骼,可引起骨痛和病理性骨折,大多数为溶骨性破坏。肿瘤转移至脊柱,可压迫椎管引起局部压迫和受阻症状,部分小细胞肺癌可转移到胰腺,表现为胰腺炎症状或阻塞性黄疸。肿瘤转移至淋巴结,锁骨上淋巴结是肺癌转移的常见部位,其他无症状转移者多位于前斜角肌区,固定且坚硬,逐渐增大、增多,可以融合,多无痛感。

4. 胸外表现

主要表现为以下几个方面:

（1）肥大性肺骨关节病常见于肺癌，也见于局限性膜间皮瘤、转移癌（胸腺、子宫、前列腺转移），多侵犯上下肢长骨远端，发生杵状指（趾）和肥大性骨关节病。

（2）异位促腺激素：合并异位促性腺激素的肺癌，大部分是大细胞肺癌，主要为男性轻度乳房发育和增生性骨关节病。

（3）分泌促肾上腺皮质激素样物：小细胞肺癌或支气管肺癌是引起库欣综合征的最常见类型，很多患者在瘤组织中可检测到有促肾上腺皮质激素（ACTH）增高。

（4）分泌抗利尿激素：不适当的抗利尿激素分泌可引起食欲缺乏、恶心、呕吐等水中毒症状，还可以有逐渐加重的神经并发症，其特征是低钠（血清钠＜135 mmol/L）、低渗（血浆渗透压小于 280 mosm/L）。

（5）神经肌肉综合征：包括小脑皮质变性、脊髓小脑变性周围神经病变、重症肌无力和肌病等，可发生于各型肺癌，但多见于小细胞未分化癌。

（6）高钙血症：可由骨转移或肿瘤分泌过多甲状旁腺素相关蛋白引起，常见于鳞癌，肿瘤切除后血钙水平可恢复正常。

（7）肺癌综合征：肺癌综合征的典型特征是皮肤、心血管、胃肠道和呼吸功能异常。主要表现为面部、上肢躯干的潮红或水肿，胃肠蠕动增强、腹泻、心动过速、喘息、瘙痒和感觉异常。

四、检验诊断

本病的诊断主要依靠影像学检查。

1. 胸部影像学检查

胸部影像学检查是发现肿瘤最重要的方法之一,可通过透视或正侧位 X 胸片和 CT 发现肺部阴影。

(1)中央型肺癌:向管腔内生长可引起支气管堵塞症征象。阻塞不完全时呈现局限性气肿,完全阻塞时,表现为段、叶不张、肺不张,时伴有肺门淋巴结肿大,下缘可表现为倒 S 状影像,是中央型肺癌。

(2)周围型肺癌:早期多呈局限性、斑片状阴影,边缘不清,密度较深,易误诊为炎症和结核,随着肿瘤逐渐增大,密度增高,呈圆形或类圆形。

(3)细支气管肺泡细胞癌:有结节型与弥漫型两种表现,结节型与周围型肺癌的圆形病灶的影像学表现不易区别,弥漫型肺癌的两肺有大小不等的结节状播散病灶。

2. 磁共振成像

磁共振成像在明确肿瘤与大血管之间关系上有其优越性,而在发现小于 5mm 的病灶方面,不如 CT 检查敏感。

3. 单光子发射计算机断层显像(SPECT)

该方法简便无创,利用肿瘤细胞摄取放射性核素与正常细胞之间的差异,进行肿瘤定位定性和骨转移诊断。

4. 正电子发射计算机机体层显像(PET)

与正常细胞相比,肿瘤细胞的代谢及增殖加快,对葡萄糖的摄取增加,注入人体内的 18F-FDG 可相应地在肿瘤细胞内大量积聚。其相对摄入量可以反映肿瘤细胞的侵袭性及生长速度,故可用于肺癌及淋巴结转移的定性诊断,诊断肺癌骨转移的价值低于 SPECT。PET 扫描对肺癌的敏感性可达 95％,特异性可达 90％,对发现转移病灶也很敏感,但对肺泡细胞癌的敏感性较差,误诊时应改正。

5. 痰脱落细胞检查

如果痰标本收集方法得当,三次以上的系列痰标本可使中央型肺癌的诊断率提高到 80％,周围型肺癌的诊断率达 50％。

6. 纤维支气管镜检查和电子支气管镜检查

该检查对诊断、确定病变范围,明确手术指征与方式有帮助。支气管镜检查可见支气管内病变,刷检的诊断率可达 92％,活检诊断率可达 93％。经支气管镜肺活检,可提高周围型肺癌的诊断率,对于直径大于 4 cm 的病变,诊断率可达 50％～80％,但对于直径小于 2 cm 的病变,诊断率仅 20％左右。

（陈韫炜　刘忠伦）

参考文献

[1] 陆再英,钟南山. 内科学[M]. 7 版. 北京:人民卫生出版社,2012:45 - 150.

[2] 吴丛山,李勋光,顾锋,等. 呼吸系统疾病的检验诊断与临床[M]. 上海:上海交通大学出版社,2015:111 - 126.

[3] 柏树令,应大君. 系统解剖学[M]. 11 版. 北京:人民卫生出版社,2013:108 - 125.

[4] 何浩明,姜建平,秦建萍. 现代检验医学与临床[M]. 上海:同济大学出版社,2001:107 - 115.

[5] 孙龙安. 医学特种检验与实验室诊断[M]. 北京:人民军医出版社,2001:121 - 134.

[6] 何浩明,郭继中,朱习明. 新编肺病防治必读[M]. 上海:同济大学出版社,2006:71 - 73.

[7] 周东鹏,李慧娟,王伟,等. 肺结核患者抗酸染色查分枝杆菌的结果分析[J]. 医药论坛杂志,2012,33(9):119 - 120.

[8] 陈爱蓉,李建武,温贵华. 痰标本中结核分枝杆菌培养及药敏检测结果分析[J]. 国际检验医学杂志,2012,33(15):1860 - 1862.

［9］梁冰,刘玉美,欧阳彩虹,等.208 例肺结核患者结核菌素皮肤试验和结核抗体检测结果分析[J].国际医药卫生导报,2010,16(14):1746-1748.

［10］Pinto L M,Grenier J,Schumacher S G,et al. Immunodiagnosis of tuberculosis: State of the art[J]. Medical Principles and Practice,2012,21(1):4-13.

［11］车南颖,丁志鑫,王伟,等.结核分枝杆菌特异基因 MPT64-Rv1985c 融合蛋白的免疫诊断价值研究[J].北京医学,2012,34(9):796-800.

［12］Denkinger C M,Kalantri Y,Schumacher S G,et al. Challenges in the development of an immunochromatographic interferon-gamma test for diagnosis of pleural tuberculosis[J]. PLoS One,2013,8(12):e85447.

［13］毛文捷,邹盛华,张丽水,等.实时荧光定量聚合酶链反应在肺结核诊断中的应用[J].检验医学与临床,2012,9(18):2273-2274.

附录

肺结核实验室诊断的研究进展

肺结核是由结核分枝杆菌感染引起的肺部慢性变态反应性疾病,世界卫生组织的统计结果表明,目前全球约有 20 亿结核菌感染者,并且以每年 800 万～1 000 万的速度递增,约 200 万人死于结核病。目前该病已经成为世界性的公共卫生问题,我国是全球 22 个结核病疫情最严重的国家之一,每年新增发病人数约 130 万,因结核病死亡人数约 10 万/年,超过其他传染病死亡人数的总和,因此国家将其列为需要重点控制的重大传染病之一。目前临床上针对肺结核的治疗技术手段已经非常成熟,且效果稳定,患者一经诊断后立即开始科学合理的联合化疗,多数可以治愈。故现在条件下限制患者治愈率及预后的关键因素由治疗转变为诊断,如何获得早期及时准确的诊断,成为目前治疗肺结核流程中的关键环节,也引起了越来越多医疗和科研工作者的高度关注。

一、肺结核的流行病学情况及发病机制

1. 病原学与流行病学情况

作为引起机体肺结核的元凶,结核分枝杆菌和牛分枝杆菌、非洲分枝杆菌和田鼠分枝杆菌一同构成了结核分枝杆菌复合群,并于1882年由德国生物学家Robbert Koch第一次在显微镜下发现,该菌为(0.3～0.6)μm×(1～4)μm大小,呈两端圆钝、中间细而弯曲的长条形,抗酸染色阳性是其重要特征,常用于临床标本中对菌种的初步判断。而胞壁中脂质水平达60%以上,主要成分是分枝菌酸和酸化海藻糖,前者是抗酸染色阳性的物质基础。细胞壁中含有脂多糖,其中脂阿拉伯甘露聚糖具有广泛的免疫原性,生长中的结核菌能大量产生,是血清学诊断中应用较多的一类抗原物质。细胞的主要传播途径有呼吸道、消化道、皮肤和子宫,但主要还是通过呼吸道,排菌的肺结核病患者痰液干燥后,细菌随尘土飞扬,被他人吸入而引起感染,但吸入含有结核菌的飞沫后是否患病主要与吸入结核菌的数量、毒力、人体的抵抗力等多种因素有关。糖尿病、硅沉着病、肿瘤、器官移植、长期使用免疫抑制药物或者皮质激素者易伴发肺结核病,生活、居住条件差以及营养不良是经济落后社会中人群结核病高发的原因。越来越多的证据表明,除病原体、环境和社会经济等因素外,宿主遗传因素在结核病的发生、发展中也扮演着重要角色,个体对肺结核病易患性或抗性的差异与宿主的某些基因相关。现已筛选出多种人的肺结核病相关候选基因,如Ⅰ、Ⅱ、Ⅲ类人类白细胞抗原基因多态性与肺结核易患性的关系在

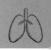

国内外均有报道，以Ⅰ类和Ⅱ类基因为多；在非洲和亚洲人群中的研究表明，基因多态性与肺结核复发的易患性相关。所以，并非所有传染源接触者都可能被感染，被感染者也并不一定都发病。

2. 肺结核的发病机制和治疗原则

与大多数细菌不同，结核分枝杆菌不存在所谓的内毒素和外毒素，亦不存在防治免疫细胞吞噬的荚膜和胞外侵袭性酶类，推测其胞壁的脂质成分，如硫脂质参与其对正常组织的损伤，与细菌的毒力和侵袭能力高度相关，当结核分枝杆菌进入机体后，被肺泡巨噬细胞吞噬，但硫脂质的存在不仅增加了毒素性因子的毒性，而且抑制溶酶体-吞噬体的融合，导致细菌在细胞内的存在和长期存活，引发宿主免疫反应，此外，其他脂质成分，如磷脂能够刺激机体内单核细胞的增殖、类上皮细胞化、朗汉斯巨细胞的形成，蜡质D是分枝菌酸阿糖乳聚糖和黏肽相结合的复合物，具有佐剂活性，刺激机体产生免疫球蛋白，对结核性干酪病灶的液化、坏死、溶解和空洞的形成起重要作用。除了以上类脂质成分外，多糖类物质是结核菌细胞中的重要组成物质，多糖类物质在和其他物质共存的条件下才能发挥对机体的生物学活性效应。多糖是结核菌菌体完全抗原的重要组成成分，具有佐剂活性作用，能对机体引起中性多核白细胞的化学性趋向反应。结核菌的菌体蛋白是以结合形式存在于菌细胞内，是完全抗原，参与机体对结核菌素的反应，在以上多种因素的参与下，结核分枝杆菌在机体内逃逸于免疫杀灭作用，最终导致肺结核的发生。结核菌在巨噬细胞内的最初生长，形成中心呈固态干酪坏死的

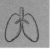

结核灶,它能限制结核菌继续复制,纤维包裹的坏死灶、干酪性坏死部位被认为是持续存在的主要场所。低氧、低 pH 值和抑制性脂肪酸的存在使细菌不能增殖。宿主的免疫机制亦是抑制细胞增殖的重要因素,免疫损害便可引起受抑制细菌的重新活动和增殖,大量结核菌从液化干酪灶释放形成播散。通常渗出性病变、增殖性病变、干酪样坏死可同时存在于一个肺部病灶中,但通常以一种为主。如在渗出性及增殖性病变的中央,可出现少量干酪样坏死;而变质为主的病变,常同时伴有程度不同的渗出与类上皮样肉芽肿结节的形成。一旦诊断为活动性肺结核,通常要立即开始科学的治疗,以化学治疗为主,其原则为早期、规律、全程、适量、联合。其他治疗方法,如免疫治疗、介入治疗、外科手术和中医中药等只能作为辅助治疗手段。对于严重的耐药性肺结核,宜强调综合治疗,以提高疗效。

二、肺结核的实验室诊断

(一)痰涂片

本法是最早应用于临床针对肺结核开展的诊断方法,特异性高,是基于结核分枝杆菌抗酸染色阳性的特点而设计,一般情况下痰涂片阳性,肺结核诊断即可基本确诊。周东鹏等对河南省胸科医院疑似肺结核 8 230 例患者的痰涂片结果进行回顾性分析发现,对绝大多数患者而言,痰涂片是最简单快速、易行可靠的方法,检出结果的真阳性率与痰液样本的性状、取样时间、送检次数、镜检视野数等高度相关。相天河的研究结果也证实了上述结论,不足的是本项检查阳性率较低,与此同时,由于我国非结核分枝杆菌发病率的增加,也需要加以排除。

(二)结核菌培养

与痰培养一样,细菌培养也属于病原学检查的一种,除了能了解结核菌有无生长繁殖能力外,也用于药物敏感试验及菌型鉴定。结核菌生长缓慢,使用改良罗氏培养液一般需要 4～8 周才能报告,虽特异性高,但相对费时。陈爱蓉等采用新型变色液体培养液进行痰培养,结果证实这一技术检出率与罗氏培养液相当,但大大缩短了检出时间,有利于临床的广泛推广。培养的菌株进行药敏试验对地区结核病控制效果、制定控制策略有重要意义。但据西昌疾控中心数据显示,结核菌培养检查阳性率低于痰涂片,考虑样本量太小或实验误差所致。作为一种快速有效的检测方法,细菌培养技术适合在广大基层医疗单位开展,结核病的诊断首先应该是强调满足患者需要,而不仅仅是片面地追求高精尖的技术。

(三)免疫学诊断

1. 结核菌素试验

结核菌素试验是基于 IV 型变态反应的一种皮肤试验,用来检测机体有无感染过结核杆菌,感染过结核杆菌的机体均会产生相应的致敏淋巴细胞,当再次遇到少量的结核杆菌或结核菌素时,致敏 T 淋巴细胞会释放出多种可溶性淋巴因子,导致血管通透性增加,巨噬细胞在局部集聚浸润,在 48～72h 内局部出现红肿硬节的阳性反应。同时,该法存在较高的假阳性率和假阴性率。

2. 结核抗体测定

人体感染结核后,分枝杆菌在体内生长繁殖产生多种代谢产物,经血液循环后刺激机体产生特异性抗体,包括 IgA、IgE、IgM、IgG。最先是 IgM 增高,接着是 IgG 持续增高,检测这些抗体可帮助诊断肺结核病。梁冰等证实,结核抗体检测结果与结核菌素试验间存在较高的一致性(83.2%)。Steingart 等研究发现,结核杆菌存在 5 类主要的抗原可以刺激机体产生相应的抗体,分别是重组蛋白类、天然蛋白类、脂类、多种组成类(蛋白—蛋白、脂—脂)、蛋白—脂类,且与单个抗原相比,多抗原同时用于检测有比较高的敏感性。有研究报道,一种外周血浆细胞体外特殊培养后检测培养上清液中结核抗体对活动性肺结核诊断比血清结核抗体检测特异性更高,有望广泛用于临床活动性肺结核诊断和治疗效果评价。常用的方法有酶联免疫吸附试验和蛋白芯片技术。采用双抗体夹心 ELISA 具有操作简易、快速,无需精密仪器等优点,国内外众多学者利用该法进行结核特异性抗原检测做了大量探索。车南颖等对结核特异性抗原融合蛋白的研究发现,该蛋白可以有效激活细胞免疫及体液免疫反应,在区分活动性肺结核与潜伏感染者中有很大的潜力,而采用 ELISA 法对其进一步证实,肺结核和肺外结核的灵敏度分别为 87.1% 和 88.9%,特异性 75.6%,证实 ELISA 法在诊断肺结核上切实可行。因观察对象不同、检测抗原不同、质量控制困难等原因,可导致试验结果差异较大,使其推广受到限制。结核分枝杆菌脂阿拉伯甘露糖、结核分枝杆菌蛋白是常见的拮抗抗体,在临床上研究较多。结核蛋白芯片是近几年发展起来的新技术,

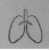

其基本原理正是以微孔滤膜为载体，利用微数组技术将纯化的三种抗原固定在同一膜片上，并利用微孔膜的渗滤、浓缩、凝集作用，使抗原抗体反应在微孔滤膜上快速进行，以免疫金为标志物在膜上直接显色，通过芯片识别仪，在专门软件的支持下对不同抗原点阵的灰度值进行分析，适用于对大样本进行高能量、快速化检测的先进技术。大量试验均证明，芯片技术在肺结核诊断过程中可以起到高效的辅助作用。ELISA 和蛋白芯片结合的微阵列酶联免疫技术在保持 ELISA 简单、敏感、特异性高等优点的基础上，又具有芯片高通量、低成本、微型化的特点，使检测灵敏度、准确性、抗干扰能力大大提高，其在临床的应用前景十分广阔。

3. 结核感染 T 细胞斑点试验

通常在体外分离到 T 淋巴细胞、培养增殖 T 细胞的同时用结核分枝杆菌特有，而卡介菌和绝大多数非结核分枝杆菌中不存在的特异性抗原进行刺激、激活该细胞的记忆；通过检测干扰素分泌量来判断该细胞是否有结核感染形成的记忆，进一步反映是否有结核感染。用该法对免疫功能正常的成年人活动性肺结核的诊断灵敏度为 83%～97%，综合灵敏度为 90% 以上。而 Pai 等的研究亦证实了该项检测具有高达 93% 的灵敏度。该检测需采集患者新鲜静脉血标本，此法得到美国疾病控制与预防中心的推荐和国内专家的认同，可以辅助早期诊断和鉴别诊断，是结核病诊断领域的最新进展。

（四）结核菌基因检测

荧光定量聚合酶链反应是一种新型的基因诊断方法，随着

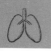

生物芯片技术和荧光探针定量技术的结合，荧光定量聚合酶链反应在医学检测及其他各个领域中的应用前景日益广阔。通过检测痰液中结核分枝杆菌 DNA 水平进而针对肺结核作出诊断，具有反应快速、重复性好、灵敏度高等诸多优点，在临床上已逐步推广。毛文捷等报道，定量聚合酶链反应测定技术在结核菌检出率上（65.1%）高于涂片抗酸染色（40.2%）和培养仪培养（63.5%）。同时，在检测结核菌耐药性上，定量聚合酶链反应也颇具优势。用基因芯片检测结核分枝杆菌 rpoB 基因的点突变和基因重排来判定结核分枝杆菌对利福平的耐药性，在利福平耐药菌株中检出 rpoB 突变体（约占所有耐药模式的 95%），检测时间缩短到 1.5 h，大大提高了检测效率。目前基因检测向高能量、集成化、自动化的方向发展，势必能为肺结核患者的诊断带来前所未有的革新。

（五）组织病理检查

根据人体免疫力及变态反应性、结核菌入侵的数量及其毒力，与结核病变的性质、范围，从一种病理类型转变为另一类型的可能性与速度均有密切关系，常见的病理类型有渗出性病变、增殖性病变、干酪样坏死。但由于检出率相对较低，且为有创操作，在临床上开展范围有限，不是首选的诊断方法。

（六）影像学检查

典型的肺结核有其特殊表现，常规的检查有 X 线、CT、纤维支气管镜等，可对其他检查提供辅助信息。但对于非典型影像学表现，如支气管结核，易与肿瘤、肺炎等其他肺部疾病相混淆，存在一定的误诊率。另外，单纯影像学检查对于早期肺结核的

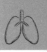

检出率较低。采用多种方法(影像学+病理等)联合检测可以大大提高肺结核的检出率。

(七) 其他

血液学指标对肺结核的诊断可以提供大量有用的辅助信息,在部分肺结核患者中,多个指标均可呈现明显异常,但敏感性及特异性均相对较低,可与其他检查结果综合考虑,临床上普遍开展的检查有血常规、红细胞沉降率、C反应蛋白等。